Die Vollständige

Gesundes Herz

Kochbuch für Einsteiger

100 Cholesterin- und Natriumarme Rezepte zur Senkung Ihres Blutdrucks und für ein Längeres Leben

Noby Veam

© Copyright 2022 by - Noby Veam - Alle Rechte vorbehalten.

Alle Rechte vorbehalten. Kein Teil dieser Publikation darf ohne vorherige schriftliche Genehmigung des Herausgebers in irgendeiner Form (elektronisch, mechanisch, durch Fotokopie, Aufzeichnung oder auf andere Weise) ganz oder teilweise reproduziert oder verwendet werden.

Inhaltsverzeichnis

Einführung 6
Kapitel 1: Die Grundlagen der Herzkrankheit 7
Kapitel 2: Herzgesunde Ernährung 17

Kapitel 3: Frühstück 22
    Zitronige Frühstückskuchen mit Beerensirup 23
    Quiche mit Brokkoli und Cheddar 24
    Brokkoli-Pilz-Frühstücks-Rührei 25
    Käse-Tomaten-Omelett 26
    Käsiger Tex-Mex-Frühstücks-Eierkuchen-Auflauf 27
    Leckere Apfelpfannkuchen 28
    Eskariol mit Portobello 29
    Gebratener Erbsenreis mit Knoblauch zum Frühstück 30
    Zitronige Frühstückskuchen mit Beerensirup 31
    Mediterranes Rührei mit Feta-Käse 32

Kapitel 4: Bohnen und Hülsenfrüchte 33
    Burritos aus Schwarzen Bohnen, Tomaten, Reis und Linsen 34
    Schwarzäugige Erbse Wrap 35
    Kubanische Schwarze Bohnen mit Reis 36
    Indisches Chana Saag 38
    Mungobohnensprossen und Krautsalat 39
    Taquitos mit schwarzen Orangenbohnen 41
    Schnellkochende rote Linsen 42
    Sautiertes Grünzeug mit Cannellini-Bohnen und Knoblauch 43
    Taco-Salat mit Erdnussbutter-Dressing 44

Kapitel 5: Körner und Reis 46
    Pilaw aus braunem Reis mit goldenen Rosinen und Pistazien 47
    Bulgur-Pilaw mit Walnüssen und Aprikosen 48
    Bulgur mit Spinat und Kichererbsen 49
    Käsiges Gerstenrisotto 50
    Aubergine und Kichererbsen-Pilaw 51
    Würzige spanische Reis und Bohnen 52
    Linsen mit Reis und Makkaroni 53
    Mexikanischer Bohnen-Reis-Auflauf 54
    Perlgraupen-Risotto mit Pilzen 55

Kapitel 6: Gemüse 56
    Gebackene Gurken mit gefüllten Tomaten 57
    Gebackener Kartoffelauflauf 58
    Buchweizen mit Kartoffeln und Grünkohl 59
    Gratin mit Butternusskürbis, Linsen und Spinat 60
    Lasagne mit Blumenkohl, Spinat und Süßkartoffeln 61

Blumenkohl-Sahne-Nudeln mit Minze 63
Gegrillter Blumenkohl mit pikanter Linsensoße 64
Gesunde doppelt gebackene Kartoffeln 65
Linsen und Auberginen-Moussaka 66

Kapitel 7: Suppe und Eintopf **68**
Kartoffelsuppe mit Thai-Basilikum 69
Spargel-Zwiebel-Hirse-Eintopf 70
Schwarze Bohnen-Gemüse-Suppe mit Limetten-Salsa 71
Einfache Hühner-Nudelsuppe 72
Einfache Kürbissuppe mit knusprigen Kichererbsen 73
Französische Hühnersuppe 74
Kartoffel-Lauch-Knoblauch-Suppe mit Zwiebeln 76
Gesunde, knusprige, gebratene Gemüsesuppe 77
Hausgemachtes Hähnchen-Chili mit Bohnen 78

Kapitel 8: Geflügel **79**
Gebackenes Hähnchen mit Grünkohlfüllung 80
Möhren, Ananas und Huhn 82
Huhn und Aubergine in Lasagne 83
Hähnchen mit knusprigem Grünkohl und Artischocken 85
Einfacher Käse-Huhn-Brokkoli-Auflauf 86
Einfacher italienischer Salat Hühnerbrüste 87
Einfache mediterrane Hühnersalat-Wraps 89
Fajita-Wraps mit Hähnchen 90
Gegrillte Hähnchenspieße mit Minzsauce 91

Kapitel 9: Fisch und Meeresfrüchte **93**
Artischocken-Caponata auf gegrilltem Mahi Mahi 94
Gebackener Lachs mit Lauch und Fenchel 95
Gebackene Forelle mit Pekannuss 96
Karotten-Kartoffel-Fisch-Eintopf 97
Curry Felchen mit Gemüse 98
Seezunge im Folienpaket mit Gemüse 99
Gegrillte Shrimps mit Joghurt-Chili-Sauce 100
Schellfisch-Tacos mit Kraut 101
Gesunder gebackener Fisch und Chips 102

Kapitel 10: Smoothie **103**
Cremiger Schokoladen-Kirsch-Smoothie 104
Ingwer-Karotten-Birnen-Smoothie 105
Grüner Apfel-Haferkleie-Smoothie 106
Grüner Smoothie mit Beeren und Banane 107
Gesunder grüner Avocado-Smoothie 108
Gesunde grüne Smoothie-Schale 109
Gesunder Pfirsich-Grüner Smoothie 110
Mango-Trauben-Smoothie mit Thymian und Fenchel 111
Orangen-Pistazien-Smoothie 112

Kapitel 11: Salat **113**
 Avocado- und Apfel-Hühnersalat 114
 Bester Salat aus gerösteten Rüben, Avocado und Brunnenkresse 115
 Salat mit Huhn, Cantaloupe, Salat und Pinienkernen 116
 Gehackter Salat mit Thunfisch 117
 Pistazien-Hirse-Salat mit Früchten 118
 Gesunder Nudelsalat mit Huhn 119
 Gesunder Salat aus Kürbis und warmer Gerste 120
 Zitroniger Kurkuma-Hühnersalat 121
 Zitroniger Gemüsesalat 122

Kapitel 12: Snacks und Desserts **123**
 Dattel-Kürbis-Häppchen 124
 Mandelmilchpudding mit Himbeersauce 125
 Beeren-Cobbler 126
 Schokoladen-Cupcakes 128
 Kokosmeringues mit Erdbeeren und Minze 129
 Cremig gekühlter Schokoladen-Marmor-Käsekuchen 130
 Knusprige Graham Crackers 132
 Knusprige Tee-Scones 134
 Hausgemachte Erdnussbutter-Müsliriegel 135

Kapitel 13: Getränke und Getränke **136**
 Hausgemachte Kokosnussmilch 137
 Gurken-Wassermelonen-Saft 138
 Heiße Schokolade 139
 Kohlenhydratarmer Arnold Palmer 140
 Gesalzener Lassi mit Minze und Kreuzkümmel 141
 Pfirsich-Karotten-Ingwer-Wasser 142
 Reismilch 143
 Kurkuma-Ingwer-Limonade 144
 Wassermelonen-Minze-Kühler mit Wodka 145

Einführung

Die Gesundheit des Herzens ist im Leben eines jeden Menschen sehr wichtig. Und aufgrund unseres Lebensstils und unserer Ernährungsgewohnheiten sind Herzkrankheiten in der heutigen Zeit weit verbreitet. Zum Glück liegt die Gesundheit Ihres Herzens in Ihren Händen, und Sie können etwas tun, um Ihre Gesundheit und Langlebigkeit zu sichern. Zum Beispiel durch die Ernährung, aber bevor Sie essen, müssen Sie sich die Zeit nehmen, die Lebensmittel zu verstehen, die Sie essen wollen, denn sie bestimmen die Lebensdauer Ihrer Herzfunktion. Mit diesem herzgesunden Kochbuch werden Sie jedoch in der Lage sein, eine neue Richtung einzuschlagen und die richtige Wahl zu treffen. Eine gesunde Ernährung ist die beste Waffe gegen jede Herzerkrankung. Sie lernen verschiedene Aspekte der Ernährung und eines gesunden Lebensstils kennen, die Ihnen dabei helfen werden, alle Herausforderungen zu vermeiden, die oft für einen ungesunden Lebensstil und ungesunde Essgewohnheiten charakteristisch sind.
Fangen wir nicht an!

Kapitel 1: Die Grundlagen der Herzkrankheit

Wie kann man eine Herzerkrankung definieren? Mit einfachen Worten: Jede Erkrankung, die die Gesundheit und Funktion des Herzens beeinträchtigt, wird als Herzkrankheit definiert. Das mag einfach klingen, aber Herzkrankheiten sind wirklich kompliziert, und es gibt verschiedene Faktoren, die für unterschiedliche Arten von Herzkrankheiten verantwortlich sind. In diesem Kapitel werden wir also versuchen, das gesamte Konzept zu verstehen, denn Verständnis hilft immer bei der Vorbeugung und Heilung.

1.1 Das Verständnis der Herzkrankheit

Herz- oder kardiovaskuläre Krankheiten sind alle Erkrankungen, die die Funktion des Herzens verlangsamen, stören oder behindern können. Der Begriff "kardiovaskulär" bedeutet "Herz und Gefäße" und bedeutet, dass diese Krankheiten alle durch die Blutgefäße verursachte Schäden oder Ineffizienz beinhalten. Diese Krankheiten werden nach verschiedenen Ursachen und ihren jeweiligen Symptomen eingeteilt. Einige Krankheiten lassen sich durch Anpassungen des Lebensstils in den Griff bekommen, während andere sowohl medikamentöse als auch nicht-medikamentöse Behandlungen erfordern können. Zum besseren Verständnis der Herzkrankheiten möchte ich sie in die verschiedenen Arten unterteilen und aufzeigen, wie viel Schaden sie anrichten können:

- **Herzrhythmusstörungen**
  Eine Arrhythmie ist ein Problem mit der Geschwindigkeit oder dem Rhythmus Ihres Herzens. Sie zeigt an, dass Ihr Herz zu schnell, zu langsam oder unregelmäßig schlägt. Tachykardie ist ein Zustand, in dem das Herz schneller als gewöhnlich schlägt. Eine Bradykardie liegt vor, wenn das Herz zu langsam schlägt. Die häufigste Form von Herzrhythmusstörungen ist das Vorhofflimmern, das durch einen schnellen und unvorhersehbaren Herzschlag gekennzeichnet ist. Ein Herzinfarkt, Rauchen, angeborene Herzprobleme und Stress sind allesamt Faktoren, die den Herzrhythmus stören können. Herzrhythmusstörungen können auch durch bestimmte Chemikalien oder Medikamente verursacht werden.

- **Atherosklerose**
  Die Ablagerung von Lipiden, Cholesterin und anderen Chemikalien in und an den Wänden Ihrer Arterien wird als Atherosklerose bezeichnet. Diese Ablagerungen werden als Plaque bezeichnet. Aufgrund der Plaque können sich Ihre Arterien verengen, wodurch der Blutfluss behindert wird. Wenn die Plaque platzt, kann sie ein Blutgerinnsel verursachen. Obwohl Atherosklerose in der Regel mit dem Herzen in Verbindung gebracht wird, kann sie Arterien im ganzen Körper betreffen. Die Krankheit

Atherosklerose ist behandelbar. Eine gesunde Lebensweise kann helfen, Atherosklerose zu verhindern.

- **Kardiomyopathie**
Kardiomyopathie ist eine Erkrankung des Herzmuskels, die es dem Herzen erschwert, Blut durch den Körper zu pumpen. Herzversagen kann die Folge einer Kardiomyopathie sein. Dilatative, hypertrophe und restriktive Kardiomyopathie sind die drei Hauptformen der Kardiomyopathie. Die Behandlungsmethoden richten sich nach der Art und dem Schweregrad der Kardiomyopathie und können Medikamente, chirurgisch implantierte Geräte, eine Herzoperation oder in schweren Fällen eine Herztransplantation umfassen.

- **Angeborene Herzfehler**
Ein angeborener Herzfehler, auch bekannt als angeborene Herzerkrankung, ist ein Herzfehler, der vor der Geburt auftritt. Die Erkrankung kann die Wände, Klappen und Blutgefäße des Herzens schädigen.
Angeborene Herzanomalien gibt es in den unterschiedlichsten Formen und Größen. Sie können von einfachen Erkrankungen ohne Symptome bis hin zu komplizierteren Problemen mit lebensbedrohlichen Symptomen reichen.

- **Koronare Herzkrankheit (KHK)**
Die Ansammlung von Plaque in den Arterien, die Ihr Herz mit sauerstoffreichem Blut versorgen, wird als koronare Herzkrankheit bezeichnet. Plaque führt zu einer Verengung oder Verstopfung der Arterien, was zu einem Herzinfarkt führen kann. Kurzatmigkeit, Unbehagen und Schmerzen in der Brust sind häufige Symptome. Die Behandlung kann eine Ernährungsumstellung, die Einnahme von Medikamenten gegen Ihre Risikofaktoren und/oder eine Operation umfassen.

1.2 Symptome von Herzkrankheiten:

Der Begriff "Herzkrankheit" bezieht sich auf eine Vielzahl von Herz-Kreislauf-Problemen. Herzkrankheiten umfassen ein breites Spektrum von Krankheiten und Beschwerden. Im Folgenden werden die verschiedenen Symptome von Herzkrankheiten beschrieben:

Herzrhythmusstörungen
- Flatterhaftes Herz oder rasender Herzschlag
- Ohnmachtsanfälle
- Schwindelanfälle
- Langsamer Puls
- Schwindel
- Schmerzen in der Brust

Atherosklerose

- Kälte
- Taubheit
- Ungeklärte Schmerzen
- Schwäche in Ihren Beinen und Armen

Angeborene Herzfehler
- Blau gefärbte Haut
- Anschwellen der Extremitäten
- Kurzatmigkeit oder Atembeschwerden
- Müdigkeit und geringe Energie
- Unregelmäßiger Herzrhythmus

Koronare Herzkrankheit (KHK)
- Schmerzen oder Unbehagen in der Brust
- Ein Druckgefühl in der Brust
- Kurzatmigkeit
- Übelkeit
- Gefühle von Verdauungsstörungen oder Blähungen

Kardiomyopathie
- Ermüdung
- Blähungen
- Kurzatmigkeit
- Geschwollene Beine
- Schneller Puls

1.3 Warum kommt es zu Herzkrankheiten? - DIE URSACHE

Es gibt eine Reihe von Risikofaktoren, die eine Rolle dabei spielen, ob Sie ein Risiko für eine Herzerkrankung haben oder nicht. Auf zwei dieser Faktoren, nämlich Alter und Vererbung, haben Sie keinen Einfluss. Bei Frauen steigt das Risiko einer Herzerkrankung um das 55. Lebensjahr, bei Männern um das 45. Wenn Sie ein Familienmitglied haben, das bereits an einer Herzerkrankung gelitten hat, kann Ihr Risiko höher sein. Weitere Risikofaktoren für Herzkrankheiten sind:

- Fettleibigkeit
- Diabetes oder Insulinresistenz
- Hoher Cholesterinspiegel und Blutdruck
- Herzkrankheiten in der Familiengeschichte
- Körperlich untätig sein
- Rauchen

- Ungesunde Ernährung
- Klinische Depression.

1.4 Wie beugt man Herzkrankheiten vor?

Der Weg zur Vorbeugung von Herz-Kreislauf-Erkrankungen besteht darin, durch die Ernährung und den Lebensstil besonders auf Ihren Geist und Ihren Körper zu achten. Nachdem wir alle Ursachen und Symptome von Herzkrankheiten untersucht haben, denke ich, dass Übergewicht, übermäßige Fette im Körper, Bluthochdruck und ungesunde Ernährung zu Herzkrankheiten führen, so dass wir nur Dinge essen sollten, die diesen Herausforderungen entgegenwirken. Hier sind einige wichtige Dinge, die wir alle befolgen sollten, besonders diejenigen, die eine familiäre Vorgeschichte von Herzkrankheiten haben oder die über 50 Jahre alt sind, um uns gesund zu halten.

1. Kontrollieren Sie Ihren Blutdruck

Hoher Blutdruck oder Hypertonie ist die Hauptursache für Herzkrankheiten und ein wichtiger Risikofaktor. Der Blutdruck sollte regelmäßig kontrolliert werden, bei den meisten Menschen mindestens einmal im Jahr, bei Bluthochdruck sogar noch häufiger. Ergreifen Sie Maßnahmen zur Vorbeugung oder Kontrolle von Bluthochdruck, z. B. durch eine Änderung Ihres Lebensstils. Ernähren Sie sich natrium- und kochsalzarm, um stets normale Blutdruckwerte zu gewährleisten.

2. Kontrolle des Cholesterin- und Triglyceridspiegels

Ein hoher Cholesterinspiegel kann die Arterien verstopfen und Sie dem Risiko einer koronaren Herzkrankheit und eines Herzinfarkts aussetzen. Der Cholesterinspiegel kann durch eine Kombination aus Änderungen der Lebensweise und Medikamenten gesenkt werden. Triglyceride sind eine Art von Fett im Blutkreislauf. Ein hoher Triglyceridspiegel, insbesondere bei Frauen, kann das Risiko einer koronaren Herzkrankheit erhöhen. Durch den Verzehr von cholesterinarmen Lebensmitteln ohne gesättigte Fette kann der Cholesterinspiegel aufrechterhalten werden.

3. Kontrollieren Sie Ihre Portionsgröße

Eine übermäßige Nahrungsaufnahme bedeutet mehr Kalorienzufuhr, und das führt zu Fettleibigkeit. Wie Sie sich erinnern können, ist Fettleibigkeit eine der Hauptursachen für Herzkrankheiten. Indem wir also die Portionsgröße kontrollieren, können wir unsere Kalorienzufuhr begrenzen und so Fettleibigkeit und das Risiko von Herzkrankheiten verhindern. Wenn Sie einige einfache Grundsätze des Portionsmanagements befolgen, können Sie abnehmen und gleichzeitig Ihr Herz und Ihre Taille stärken:
- Um den Überblick über die Portionen zu behalten, verwenden Sie einen kleinen Teller oder eine Schüssel.
- Steigern Sie Ihren Verzehr von kalorienarmen, nährstoffreichen Lebensmitteln wie Obst und Gemüse.

- Reduzieren Sie den Verzehr von kalorien- und natriumreichen Lebensmitteln wie raffinierten, verarbeiteten oder Fast Food-Produkten.

Eine Portionsgröße ist eine Maßeinheit für eine bestimmte Menge an Lebensmitteln, wie Tassen, Unzen oder Stücke. Eine Portion Spaghetti zum Beispiel ist etwa 1/3 bis 1/2 Tasse oder die Größe eines Hockey-Pucks. Eine 2 bis 3 Unzen schwere Mahlzeit aus Fleisch, Fisch oder Huhn entspricht etwa der Größe und Dicke eines Kartenspiels. Je nach Diät oder Richtlinien, die Sie befolgen, kann die empfohlene Anzahl von Portionen für jede Lebensmittelgruppe variieren. Das Schätzen von Portionsgrößen ist eine erlernbare Fähigkeit. Bis Sie Ihr Urteilsvermögen unter Beweis gestellt haben, sollten Sie Messbecher und -löffel oder eine Waage verwenden.

4. Essen Sie mehr Gemüse und Obst

Gemüse und Obst sind reich an Vitaminen und Mineralstoffen. Sie sind reich an Ballaststoffen und enthalten wenig Kalorien. Die in Gemüse und Obst sowie in anderen Pflanzen und in der pflanzlichen Ernährung enthaltenen Stoffe können dazu beitragen, Herz-Kreislauf-Erkrankungen zu vermeiden. Wenn Sie mehr Obst und Gemüse essen, können Sie kalorienreiche Lebensmittel wie Fleisch, Käse und Snacks einsparen.
Es ist einfach, Gemüse und Obst in Ihre Ernährung einzubauen. Bewahren Sie gewaschenes und zerkleinertes Gemüse im Kühlschrank auf, damit Sie es schnell verzehren können. Obst sollte in einer Schale in der Küche aufbewahrt werden, damit Sie nicht vergessen, es zu verzehren. Entscheiden Sie sich für Mahlzeiten, bei denen Gemüse oder Obst die Hauptzutaten sind, wie z. B. Gemüsepfannengerichte oder Salate mit frischem Obst.

5. Vollkorn wählen

Vollkornprodukte sind reich an Ballaststoffen und anderen Nährstoffen, die den Blutdruck und die Herzgesundheit in Schach halten. Wenn Sie raffinierte Getreideprodukte durch einfache Maßnahmen ersetzen, können Sie den Anteil an Vollkornprodukten in Ihrer herzgesunden Ernährung erhöhen. Oder probieren Sie ein neues Vollkorngetreide wie Vollkornfarro, Quinoa oder Gerste.

6. Ungesunde Fette begrenzen

Die Begrenzung der Aufnahme von gesättigten Fettsäuren und Transfettsäuren ist ein wichtiger Schritt zur Senkung des Cholesterinspiegels im Blut und zur Verringerung des Risikos einer koronaren Herzerkrankung. Ein hoher Cholesterinspiegel im Blut kann Atherosklerose verursachen, eine Ablagerung von Plaques in den Arterien, die das Risiko von Herzinfarkt und Schlaganfall erhöht.

7. Wählen Sie fettarme Proteinquellen

Sie können Proteine aus magerem Fleisch, Geflügel und Fisch sowie aus fettarmen Milchprodukten und Eiern zu sich nehmen. Entscheiden Sie sich für fettärmere Alternativen zu gebratenen Hühnerfrikadellen, z. B. Hühnerbrust ohne Haut anstelle von gebratenen Hühnerfrikadellen, und Magermilch anstelle von Vollmilch. Fisch ist ein gesunder Ersatz für fettreiche Fleischsorten. Omega-3-Fettsäuren, die in bestimmten Fischsorten enthalten sind, können dazu beitragen, die Blutfette, die so genannten Triglyceride, zu senken. Kaltwasserfische wie Lachs, Makrele und Hering haben den höchsten Gehalt an Omega-3-Fettsäuren. Leinsamen, Walnüsse, Sojabohnen und Rapsöl sind ebenfalls gute Quellen.

Hülsenfrüchte wie Bohnen, Erbsen und Linsen enthalten viel Eiweiß, wenig Fett und sind cholesterinfrei, was sie zu einem hervorragenden Fleischersatz macht. Der Ersatz von tierischem durch pflanzliches Eiweiß, z. B. ein Soja- oder Bohnenburger anstelle eines Hamburgers, senkt den Fett- und Cholesterinspiegel und erhöht die Aufnahme von Ballaststoffen.

8. Reduzieren Sie die Natriumaufnahme

Hoher Blutdruck, ein Risikofaktor für Herzkrankheiten, kann durch zu viel Salzkonsum verursacht werden. Die Einschränkung von Salz (Natrium) ist ein wichtiger Bestandteil einer herzgesunden Ernährung. Nach Angaben der American Heart Association:

- **Ein gesunder Erwachsener sollte nicht mehr als 2.300 mg Natrium pro Tag zu sich nehmen, was etwa einem Teelöffel Salz entspricht.**
- **Die meisten Erwachsenen sollten nicht mehr als 1.500 mg Salz pro Tag zu sich nehmen.**

Obwohl es ein guter Anfang ist, die Salzmenge zu reduzieren, die Sie bei Tisch oder beim Kochen zugeben, sollten Sie auch Konserven oder verarbeitete Lebensmittel wie Suppen, Backwaren und Tiefkühlgerichte vermeiden, da sie viel Salz enthalten. Der Salzkonsum kann durch den Verzehr frischer Lebensmittel und das Kochen eigener Suppen und Eintöpfe reduziert werden.

9. Übung

Die überschüssigen Fette, die sich in Ihren Gefäßen ansammeln, gehen nicht von alleine weg, bis Sie trainieren und sie verbrennen. Durch Bewegung und verschiedene Aktivitäten wird die Herzmuskulatur gestärkt, damit sie den möglichen Herausforderungen gewachsen ist. Cardio-Übungen wie Laufen, Joggen usw. werden ebenfalls eingesetzt, um das Herz gesund und stark zu halten.

1.5 Liste der empfohlenen und vermiedenen Lebensmittel

Wie ich bereits gesagt habe, ist es eine ungesunde Ernährung, die die Faktoren auslöst, die später zu Herzkrankheiten führen. Indem Sie also herzfreundliche und gesunde Lebensmittel essen, können Sie den Risiken von Herzkrankheiten vorbeugen. Hier ist die Liste der Lebensmittel, die Sie zu sich nehmen können:

Essen zum Genießen

1- Obst und Gemüse
Nehmen Sie eine große Vielfalt an Obst und Gemüse zu sich. Frisches, gefrorenes, eingemachtes oder getrocknetes Obst und Gemüse sind alle Optionen.
- Tomaten, Kohl und Karotten sind Beispiele für frisches Obst und Gemüse.
- Römischer Salat, Spinat und Grünkohl sind allesamt Blattgemüse, das in Salaten verwendet werden kann.
- Gemüse in Dosen, das wenig Salz enthält
- Brokkoli und Blumenkohl zum Beispiel sind tiefgefrorenes Gemüse, dem keine Butter oder Soße zugesetzt wurde.
- Äpfel, Orangen, Bananen, Birnen und Pfirsiche sind Beispiele für frisches Obst.
- Obst ohne Zuckerzusatz (aus der Dose, gefroren oder getrocknet)

Bauernmärkte sind fantastische Orte, um Gemüse und Obst der Saison zu kaufen.

2- Molkerei
Achten Sie auf fettfreie oder fettarme Optionen.
- Fettfreie oder fettarme Milch (1%)
- Einfacher fettfreier oder fettarmer Joghurt
- Fettarmer oder fettfreier Käse
- Hüttenkäse, der fettfrei oder fettarm ist
- Mit Kalzium, Vitamin A und Vitamin D angereicherte Sojamilch

3- Getreide, Brot und Körner
Vergewissern Sie sich, dass Vollweizen oder ein ähnliches Vollkorn in der Zutatenliste von Produkten mit mehr als einer Zutat an erster Stelle steht. Achten Sie auf Produkte, bei denen angegeben ist, dass sie vollständig aus Vollkorn hergestellt sind.
- Tortillas, Bagels, englische Muffins und Vollkornbrot
- Haferflocken oder Weizenflocken sind Beispiele für warme oder kalte Frühstückszerealien aus Vollkorn ohne Zuckerzusatz.
- Brauner oder wilder Reis, Quinoa oder Hafer sind Beispiele für Vollkornprodukte.
- Couscous und Vollweizen- oder Vollkornnudeln

4- Magere und gesunde Eiweißnahrung
Wählen Sie eine Vielzahl von proteinreichen Lebensmitteln.
- Fisch und Schalentiere sind Beispiele für Meeresfrüchte.
- Geflügelfleisch: Hühner- oder Putenbrüste ohne Haut, mageres Puten- oder Hühnerfleisch.
- Keule, Schulter oder Lende vom Schwein
- Rund, Lende, Filet oder 93 Prozent mageres Rinderhackfleisch.

- Kidneybohnen, schwarze Bohnen, Pintobohnen, Limabohnen, schwarzäugige Erbsen, Kichererbsen, Spalterbsen und Linsen sind Beispiele für Bohnen und Erbsen.
- Eiklar
- Ohne Salz Nüsse und Samen
- Mandel- und Erdnussbutter
- Tofu

5- Fette und Öle

Reduzieren Sie die Aufnahme gesättigter Fette und suchen Sie nach Produkten, die frei von Transfetten sind. Meeresfrüchte, Nüsse, Samen, Avocados und Öle sind allesamt gute Quellen für ungesättigte Fette.
- Keine Transfette und weniger gesättigte Fettsäuren als Butter in Margarine und Brotaufstrichen (weich, aus der Tube oder flüssig).
- Pflanzenöl (Raps, Mais, Olivenöl, Erdnussöl, Saflöröl, Sojaöl oder Sonnenblumenöl)
- Kochspray mit Antihaftwirkung
- Mayonnaise mit weniger Kalorien
- Mit Öl hergestellte Salatdressings

Zu vermeidende Lebensmittel

Lebensmittel, die viel Natrium und gesättigte Fettsäuren enthalten, sind bei dieser Diät nicht erlaubt, und dazu gehören:

1- Verarbeitetes und rotes Fleisch

Gesättigtes Fett ist in rotem Fleisch enthalten. Mehrere Studien haben ergeben, dass der Ersatz von rotem oder verarbeitetem Fleisch durch pflanzliches Eiweiß das Risiko von Herzkrankheiten verringert.
Nüsse, Hülsenfrüchte, Vollkornprodukte und Sojaprodukte sind Beispiele für pflanzliche Proteine.

2- Getränke und Lebensmittel mit übermäßigem Zuckergehalt

Zucker wird vielen verarbeiteten Mahlzeiten und Getränken zugesetzt, insbesondere Limonaden und Energydrinks. Nach den amerikanischen Ernährungsrichtlinien sollte zugesetzter Zucker nicht mehr als 10 % der täglichen Kalorien ausmachen. Dies entspricht 200 Kalorien bzw. 12 Teelöffeln Zucker pro Tag bei einer 2.000-Kalorien-Diät. Ein übermäßiger Zuckerkonsum sollte vermieden werden, um ein gesundes Gewicht zu halten und Herzkrankheiten zu vermeiden.

3- Verarbeitete Lebensmittel

Verarbeitete Lebensmittel enthalten häufig lange Listen von Inhaltsstoffen, von denen viele der Herzgesundheit abträglich sind. Viele verarbeitete Lebensmittel enthalten zum Beispiel:
- hoher Zuckergehalt
- hoher Salzgehalt
- Transfette
- gesättigtes Fett
- Zusatzstoffe und Lebensmittelfarbstoffe

Wenn es möglich ist, sollten Sie Ihre Mahlzeiten selbst zubereiten und dabei Vollwertkost verwenden. Das ist eine gesündere Alternative.

4. Lebensmittel mit hohem Cholesterinspiegel

Fleischerzeugnisse mit hohem Fettgehalt sind die Hauptquelle für Cholesterin. Langfristiger Konsum fördert den Anstieg von Cholesterin und Triglyceriden im Blut. Überschüssiges Cholesterin lagert sich in den Blutgefäßen ab, verursacht Veränderungen der Arteriosklerose und erhöht damit das Risiko von Herzerkrankungen. Die folgenden cholesterinreichen Lebensmittel sollten vermieden werden:
- Viszera
- Tierknochensuppe
- Milchprodukte, wie Sahne und Eiscreme
- Tierische Eier, wie Eigelb und Krabbengelb

5. Raffinierte Kohlenhydrate

Raffinierte Kohlenhydrate sind arm an Ballaststoffen und können zu einem Ungleichgewicht des Blutzuckerspiegels führen. Der langfristige Verzehr von raffinierten Kohlenhydraten kann zu Insulinresistenz und Gewichtszunahme führen, beides Risikofaktoren für Herz-Kreislauf-Erkrankungen. Im Folgenden sind einige raffinierte Kohlenhydrate aufgeführt, die Sie vermeiden sollten:

- Kekse, Gebäck und Weißbrot, Spaghetti und Reiswaffeln
- eine Vielzahl von Frühstücksflocken
- leckere Süßigkeiten aus Pizzateig
- Mehl (weiß)

6. Alkohol

Wer Alkohol konsumiert, muss ihn in Maßen zu sich nehmen. Das bedeutet, dass Frauen nicht mehr als einen Drink pro Tag und Männer nicht mehr als zwei Drinks pro Tag zu sich nehmen sollten.

7. Salz

Zu viel Salz (Natrium) in der Ernährung kann Bluthochdruck verursachen und das Risiko von Herz-Kreislauf-Erkrankungen erhöhen. Nach Angaben der American Heart Association kann eine Senkung der Natriumaufnahme um 1.000 mg pro Tag den

Blutdruck senken. Da viele verarbeitete Lebensmittel zusätzliches Salz enthalten, ist es möglich, den Überblick über die eigene Aufnahme zu behalten, indem man die Etiketten liest und, wo immer möglich, vollwertige Lebensmittel wählt.

Kapitel 2: Herzgesunde Ernährung

Ein gut definierter Plan im Kopf hilft definitiv bei der Vorbeugung oder dem Umgang mit Herzkrankheiten. In diesem Kapitel wird ein allgemeiner Plan für einen herzfreundlichen Lebensstil vorgestellt. Es geht nicht nur darum, was Sie zu sich nehmen oder essen, sondern auch darum, wie Sie sich ernähren und welche anderen Maßnahmen Sie ergreifen, um Ihren Körper zu erhalten - all das wird als herzgesunde Ernährung oder Lebensweise bezeichnet.

2.1 Pflege des Herzens durch Ernährung

Selbst wenn Sie wissen, dass einige Lebensmittel Ihr Risiko für Herzkrankheiten erhöhen, kann es schwierig sein, Ihre Essgewohnheiten zu ändern. Ganz gleich, ob Sie sich schon seit Jahren schlecht ernähren oder einfach nur Ihre Ernährung optimieren wollen, hier sind acht Tipps für eine herzgesunde Ernährung. Wenn Sie wissen, welche Lebensmittel Sie vermehrt konsumieren und welche Sie einschränken sollten, sind Sie auf dem besten Weg zu einer herzgesunden Ernährung.

Ernähren Sie sich gesund

Gesättigte Fette, natriumreiche Ernährung und zusätzliche Süßigkeiten sollten vermieden werden. Essen Sie eine große Auswahl an Obst, Gemüse und Vollkornprodukten. Die DASH-Diät ist zum Beispiel eine Diät, die Ihnen helfen kann, Ihren Blutdruck und Cholesterinspiegel zu senken, zwei Faktoren, die Ihr Risiko für Herzkrankheiten verringern können.

Ein gesundes Gewicht halten

Fettleibigkeit oder sogar Übergewicht erhöhen das Risiko, eine Herzerkrankung zu entwickeln. Dies liegt daran, dass sie mit anderen Risikofaktoren für Herzkrankheiten wie hohen Cholesterin- und Triglyceridwerten im Blut, hohem Blutdruck und Diabetes zusammenhängen. Diese Risiken können durch die Beibehaltung eines gesunden Gewichts gemildert werden.

Sich regelmäßig bewegen

Bewegung hat verschiedene Vorteile, darunter die Stärkung des Herzens und die Verbesserung des Kreislaufs. Sie kann auch zu einem gesünderen Gewicht beitragen und gleichzeitig den Cholesterinspiegel und den Blutdruck kontrollieren. All diese Faktoren können zur Vorbeugung von Herzkrankheiten beitragen.

Alkoholkonsum einschränken

Wenn Sie zu viel Alkohol konsumieren, kann Ihr Blutdruck ansteigen. Er erhöht auch die Anzahl der verbrauchten Kalorien, was zu einer Gewichtszunahme führen kann. Beides erhöht das Risiko einer Herzerkrankung.

Vermeiden Sie das Rauchen

Tabakkonsum erhöht den Blutdruck und steigert das Risiko eines Herzinfarkts oder Schlaganfalls. Wenn Sie noch nicht rauchen, fangen Sie nicht an. Wenn Sie mit dem Rauchen aufhören, sinkt Ihr Risiko, eine Herzerkrankung zu bekommen. Ihr Arzt oder Ihre Ärztin kann Ihnen dabei helfen, den für Sie besten Weg zur Raucherentwöhnung zu finden.

Stress bewältigen

Stress wird auf verschiedene Weise mit Herzkrankheiten in Verbindung gebracht. Es ist möglich, dass er Ihren Blutdruck erhöht. Extremer Stress kann zu einem Herzinfarkt führen. Außerdem können beliebte Stressbewältigungsmethoden wie übermäßiges Essen, häufiges Trinken und Rauchen für Ihr Herz gefährlich sein. Sport zu treiben, Musik zu hören, sich auf etwas Friedliches oder Ruhiges zu konzentrieren und zu meditieren sind gute Möglichkeiten, Stress abzubauen.

Diabetes bewältigen

Die Wahrscheinlichkeit, an einer Herzerkrankung zu erkranken, ist bei Menschen mit Diabetes doppelt so hoch wie bei Menschen ohne Diabetes. Diabetes kann zu einem hohen Blutzuckerspiegel führen, der mit der Zeit die Blutgefäße und die Nerven, die das Herz und die Blutgefäße steuern, schädigt. Daher ist es wichtig, sich auf Diabetes testen zu lassen und die Krankheit, falls sie diagnostiziert wurde, unter Kontrolle zu halten.

Genug Schlaf bekommen

Wenn Sie nicht genug Schlaf bekommen, ist die Wahrscheinlichkeit höher, dass Sie Bluthochdruck, Übergewicht und Diabetes entwickeln. Diese drei Faktoren können das Risiko einer Herzerkrankung erhöhen. Ein durchschnittlicher Erwachsener braucht pro Nacht 7 bis 9 Stunden Schlaf. Überprüfen Sie, ob Sie ausreichend Schlaf bekommen. Vereinbaren Sie einen Termin mit Ihrem Arzt, wenn Sie Probleme mit dem Schlaf haben. Schlafapnoe ist eine Störung, bei der Patienten während des Schlafs für kurze Zeit die Atmung aussetzen. Dies erschwert eine erholsame Nachtruhe und erhöht das Risiko von Herzerkrankungen. Wenn Sie glauben, dass Sie daran leiden, sollten Sie mit Ihrem Arzt über eine Schlafuntersuchung sprechen. Auch wenn Sie an Schlafapnoe leiden, sollten Sie sich so bald wie möglich behandeln lassen.

2.2 Lebensmitteleinkauf für eine herzgesunde Ernährung

Im Folgenden finden Sie einige Vorschläge, wie Sie Ihre Einkäufe effizienter gestalten können, wenn es um die Auswahl herzgesunder Produkte geht.

- **Kaufen Sie nie mit leerem Magen ein:**
  Wenn Sie hungrig in den Supermarkt gehen, ist die Wahrscheinlichkeit größer, dass Sie mehr kaufen, als Sie brauchen, und dass Sie Impulskäufe tätigen. Essen Sie vor dem Einkaufen eine Mahlzeit oder einen Snack, z. B. ein Sandwich und ein Stück Obst oder einen fettfreien griechischen Joghurt.

- **Gehen Sie durch Ihre Wochenmenüs:**
  Wenn Sie Ihre Mahlzeiten/Menüs für die Woche planen und eine Einkaufsliste erstellen, ist die Wahrscheinlichkeit, dass Sie die gesunden Waren auf Ihrer Einkaufsliste kaufen, viel größer. Wir neigen dazu, weniger Spontankäufe zu tätigen, wenn wir eine Einkaufsliste haben, und wir können eine Menge Geld bei unseren Lebensmittelausgaben sparen.

- **Überprüfen Sie Ihren Vorratsschrank vor dem Einkauf:**
  Um Doppeleinkäufe zu vermeiden, sollten Sie bei der Erstellung Ihrer Einkaufsliste Ihre Vorratskammern, Schränke, den Kühlschrank und das Gefrierfach überprüfen. Machen Sie sich mit dem Aufbau des Ladens vertraut und stellen Sie Ihre Liste entsprechend zusammen. Obst und Gemüse, fettfreie Milchprodukte, mageres Eiweiß, gesundes Getreide und andere Kategorien können Sie auf Ihre Einkaufsliste setzen.

- **Wählen Sie weniger ausgefallene, weniger teure Produkte:**
  In den Regalen der Geschäfte sind die teuersten Lebensmittel auf Augenhöhe ausgestellt, und die meisten dieser Produkte sind mit Zusatzstoffen, Zucker und Natrium angereichert, was für diese Ernährung nicht gesund ist. Versuchen Sie also, sich von diesen Produkten fernzuhalten, auch wenn sie noch so verlockend erscheinen mögen. Suchen Sie in den Regalen nach einem ähnlichen Produkt, das preiswerter und dennoch gesund ist.

- **Verbessern Sie Ihre Lesekompetenz:**
  Achten Sie auf die Nährwertangaben auf den Lebensmitteletiketten, reduzieren Sie gesättigte Fettsäuren, vermeiden Sie Transfettsäuren und erhöhen Sie den Anteil an Ballaststoffen in Ihrer Ernährung, um herzgesunde Lebensmittel einzubeziehen.

- **Überprüfen Sie die Gänge im Umkreis:**
  Lebensmittel, die besser für Sie sind, finden Sie am Rande des Ladens. Die Gänge im Inneren der Supermärkte sind meist mit stark verarbeiteten Produkten bestückt. Besorgen Sie sich im Supermarkt eine Karte der Gänge und meiden Sie die Gänge, in denen die Lebensmittel auf Ihrer Einkaufsliste nicht zu finden sind. Kaufen Sie

herzgesunde Lebensmittel wie Obst, Gemüse, Vollkornprodukte, mageres Eiweiß und fettfreie Milchprodukte am Rande des Supermarktes. Kaufen Sie in den mittleren Gängen nur Produkte wie braunen Reis, Vollkornnudeln, Hafer, Quinoa und getrocknete Bohnen.

Was sollten Sie für Ihre Speisekammer kaufen?

Beachten Sie beim Einkaufen im Lebensmittelgeschäft die folgenden besonderen Tipps. Herzgesunde Lebensmittel müssen auf folgende Weise gekauft werden:

- **Frisches Obst und Gemüse: Obst und Gemüse**
  Um den besten Geschmack zu erhalten, sollten Sie frische Produkte kaufen, die gerade Saison haben. Je dunkler die Farbe, desto besser ist der Gehalt des Gemüses oder der Frucht. Gefrorene oder konservierte Versionen, die nicht mit zusätzlichem Zucker, Fett oder Soßen verarbeitet wurden, sind ebenfalls eine gute Wahl. Trockenfrüchte sind ein nahrhafter, ballaststoffreicher Snack. Da ihnen jedoch das Wasser entzogen wurde, enthalten sie mehr Kalorien, weshalb Sie auf die Portionsgröße achten sollten. Um cholesterinsenkende Ballaststoffe in Ihre Ernährung aufzunehmen, sollten Sie täglich fünf Tassen Obst und Gemüse zu sich nehmen.

- **Molkerei**
  Ein Prozent fettfreie (magere) Milch, Buttermilch, Käse, Joghurt und Hüttenkäse sind eine gute Wahl. Griechischer Joghurt ohne Fett ist proteinreicher als griechischer Joghurt aus Magermilch. Soja-, Hafer- oder Hanfmilch sind Beispiele für mit Kalzium angereicherte "Milch", die ungesüßt oder aromatisiert ist.

- **Magere Proteine**
  Da sie keine gesättigten oder Transfette enthalten, sind pflanzliche Proteine wie Tofu, Miso, Tempeh, Linsen, getrocknete Erbsen, Bohnen (trocken oder natriumarm in Dosen), Edamame, Hummus ohne zusätzliche Öle oder texturierte pflanzliche Proteinmahlzeiten (Sojastreusel) herzgesund. Wenn Sie Fleisch essen, sind Hühner- und Putenfleisch ohne Haut, sowohl ganz als auch gemahlen, eine ausgezeichnete Wahl. Achten Sie darauf, dass die Haut nicht mit der Brust vermahlen wurde. Frische oder gefrorene Meeresfrüchte, die nicht paniert oder gebraten wurden, sollten verwendet werden. Krustentiere (Krabben, Garnelen und Hummer) haben einen hohen Cholesteringehalt und sollten in Maßen verzehrt werden. Fisch mit einem hohen Gehalt an Omega-3-Fettsäuren sollte zweimal pro Woche verzehrt werden. Wildlachs, Thunfisch, Makrele und Sardinen sind allesamt gute Quellen. Kaufen Sie in Wasser abgepackten Weißen Thun, Lachs oder Sardinen in Dosen. Frische Truthahn- oder Hühnerbrust sollten als Wurstwaren verwendet werden, da sie wenig Fett und Natrium enthalten. Sie können Eiweiß oder Ei-Ersatz verwenden. Erdnussbutter zum Beispiel sollte frisch gemahlen sein.

Wenn Sie rotes Fleisch essen, halten Sie Ihre Portionen auf der Größe eines Kartenspiels und essen Sie es nur ein- oder zweimal pro Woche. Lende, Keule, Rundstück und 95 % magere Hamburger sind magerere Rind- und Schweinefleischsorten. Zu den fettarmen Fleischsorten gehören Wild, Wildbret und Bison. Braten, Koteletts und Keulen sind allesamt magere Lammfleischstücke.

- **Brot, Getreide, Körner, Reis und Nudeln**
Achten Sie beim Kauf von Brot oder Müsli darauf, dass das erste Korn auf der Zutatenliste Vollkorn ist, z. B. Vollweizen, Hafer oder Hirse. Backwaren sollten nicht mehr als 3 Gramm Fett pro Portion enthalten, und Müsli sollte mindestens 3 Gramm Ballaststoffe enthalten. Wählen Sie Vollkorncouscous, Quinoa, Farro, Mehl, Vollkorntortillas, Graham Cracker, Vollkorn- und fettarme Cracker und Brezeln.

- **Fette und Öle**
Ein Teelöffel Fett ist mit Vorsicht zu genießen, denn er enthält 9 Gramm Fett und 45 Kalorien. Raps-, Oliven- und Erdnussöl sind Beispiele für ungesättigte Öle. Wählen Sie weiche oder flüssige Margarine und Brotaufstriche aus Pflanzenöl ohne hydrierte Öle. Salatdressings mit weniger Fett, Samen und ungesalzene, trocken geröstete Nüsse sind eine ausgezeichnete Wahl. Reduzieren Sie den Salzgehalt, indem Sie Ihr eigenes Salatdressing mit aromatisiertem Essig und ein wenig Olivenöl herstellen.

2.3 Schlussfolgerung

Sind Sie bereit, die Risiken von Herzkrankheiten zu bekämpfen? Jetzt haben Sie die Chance, die besten der herzgesunden Rezepte aus diesem Kochbuch auszuwählen und in Ihren Lebensstil zu integrieren. Ändern Sie allmählich Ihre Ernährung und Ihren Tagesablauf, und auf lange Sicht werden Sie die erwartete Verbesserung Ihrer Herzgesundheit bemerken. Und wenn Sie dieses Buch als nützlich für die Erhaltung Ihrer Herzgesundheit empfinden, dann zögern Sie nicht, es auch anderen in Ihrem Freundes- und Familienkreis zu empfehlen.

Kapitel 3: Frühstück

Zitronige Frühstückskuchen mit Beerensirup

Vorbereitungszeit: 5 Minuten, **Kochzeit:** 10 Minuten, **Portionen:** 4

ZUTATEN:
  FÜR DIE PFANNKUCHEN:
- 6 Esslöffel kaltgepresstes Olivenöl, aufgeteilt
- 2 große Eier
- 1 Tasse Mandelmehl
- 1 Teelöffel Backpulver
- ¼ Teelöffel Salz
- Schale und Saft von 1 Zitrone
- ½ Teelöffel Mandel- oder Vanilleextrakt

  FÜR DIE BEERENSOßE:
- 1 Tasse gefrorene gemischte Beeren
- ½ Teelöffel Vanilleextrakt
- 1 Esslöffel Wasser oder Zitronensaft

RICHTLINIEN:

So bereiten Sie die Pfannkuchen zu

1. In einer großen Schüssel Backpulver, Mandelmehl und Salz mischen und mit einem Schneebesen verrühren, um Klümpchen aufzulösen.
2. 4 Esslöffel Olivenöl, Zitronenschale und -saft, Eier und Mandelextrakt hinzufügen und gut verrühren.
3. In einer großen Pfanne 1 Esslöffel Olivenöl erhitzen und etwa 2 Esslöffel Teig pro Pfannkuchen hineingeben. 4 bis 5 Minuten backen, bis sich Blasen bilden, und umdrehen. Auf der zweiten Seite weitere 2 bis 3 Minuten backen. Den Vorgang mit dem restlichen Olivenöl und Teig wiederholen.

So wird die Beerensauce zubereitet

1. In einem kleinen Topf das Wasser, die gefrorenen Beeren und den Vanilleextrakt bei mittlerer Hitze 3 bis 4 Minuten lang erhitzen, bis es sprudelt. Die Beeren mit dem Rücken eines Löffels oder einer Gabel zerdrücken und zu einer glatten Masse verrühren.

Nährwertangaben pro Portion:
Kalorien: 275, Kohlenhydrate insgesamt: 8g, Eiweiß: 4g, Fett insgesamt: 26g, Kohlenhydrate netto: 6g, Ballaststoffe: 2g, Natrium: 271mg, Cholesterin: 92mg, Zucker: 0,6g

Quiche mit Brokkoli und Cheddar

Vorbereitungszeit: 10 Minuten, **Kochzeit:** 20 Minuten, **Portionen:** 6

ZUTATEN:
- ½ Tasse Milch
- 8 Eier
- 1 Teelöffel frisch gemahlener schwarzer Pfeffer
- 1 Teelöffel Meersalz
- 1 Tasse zerkleinerter Cheddar-Käse
- 1 Esslöffel natives Olivenöl extra
- 2 Knoblauchzehen, gehackt
- 1 gelbe Zwiebel, gewürfelt
- 2 Tassen dünn geschnittene Brokkoli-Röschen
- 1 gekühlter Tortenboden, bei Raumtemperatur

RICHTLINIEN:
1. Heizen Sie den Topf vor, indem Sie Sear/Sauté wählen und auf High stellen. Wählen Sie Start/Stop, um zu beginnen. 5 Minuten lang vorheizen.
2. Milch, Eier, Pfeffer und Salz in einer großen Rührschüssel verquirlen. Den Cheddar-Käse hinzufügen und gut verrühren.
3. Öl, Knoblauch und Zwiebel in den vorgeheizten Topf geben und unter gelegentlichem Rühren 5 Minuten lang dünsten. Die Brokkoliröschen einrühren und weitere 5 Minuten sautieren.
4. Das Gemüse darauf legen, mit der Eimischung übergießen und 1 Minute lang vorsichtig umrühren (dadurch wird die Eimischung gut temperiert und es wird sichergestellt, dass sie gleichmäßig unter der Kruste gart).
5. Die Pastetenkruste gleichmäßig auf die Füllung legen und die Ränder bei Bedarf umklappen. In der Mitte der Pastetenkruste einen kleinen Schnitt machen, damit der Dampf während des Backens entweichen kann.
6. Schließen Sie den Knusper-Deckel. Wählen Sie Grillen und stellen Sie die Zeit auf 10 Minuten ein. Wählen Sie Start/Stop, um zu beginnen.
7. Nach Ende der Garzeit den Topf herausnehmen und auf eine hitzebeständige Unterlage stellen. Lassen Sie die Quiche vor dem Servieren 5 bis 10 Minuten ruhen.

Nährwertangaben pro Portion:
Kalorien: 393, Gesamtfett: 26g, Gesättigtes Fett: 10g, Kohlenhydrate: 26g, Eiweiß: 16g, Ballaststoffe: 2g, Natrium: 773mg, Cholesterin: 304mg, Zucker: 2.5g

Brokkoli-Pilz-Frühstücks-Rührei

Vorbereitungszeit: 10 Minuten, **Kochzeit:** 20 Minuten, **Portionen:** 6

ZUTATEN:
- 1 mittelgroße Karotte, geschält und in ½-Zoll-Würfel geschnitten
- 1 mittelgroße rote Paprikaschote, entkernt und fein gewürfelt
- 1 mittelgroße grüne Paprikaschote, entkernt und fein gewürfelt
- 2 Tassen gehackte Champignons (von ca. 230 g ganzen Champignons)
- 1 großer Kopf Brokkoli, in Röschen geschnitten
- ¼ Tasse (60mL) Nährhefe
- Salz nach Geschmack
- ½ Teelöffel frisch gemahlener schwarzer Pfeffer
- 1½ Teelöffel Zimt
- ¼ Teelöffel Cayennepfeffer
- 3 Knoblauchzehen, zerdrückt
- 1 bis 2 Esslöffel Limettensauce

RICHTLINIEN:
1. Karotte, rote und grüne Paprika und Pilze in einer mittelgroßen Pfanne oder einem Topf verrühren und bei mittlerer Hitze 7 bis 8 Minuten sautieren, oder bis die Karotte weich ist.
2. Jeweils 1 bis 2 Esslöffel Wasser nachgießen, damit das Gemüse nicht an der Pfanne kleben bleibt. Den Brokkoli einrühren und 5 bis 6 Minuten kochen, bis die Röschen weich sind.
3. Salz, schwarzen Pfeffer, Zimt, Cayennepfeffer, Knoblauch, Limettensauce und Nährhefe (falls verwendet) in die Pfanne geben und weitere 5 Minuten köcheln lassen, bis sie heiß und duftend sind.

Nährwertangaben pro Portion:
Kalorien: 49, Eiweiß: 4,1g, Fett: 0,31g, Kohlenhydrate: 8.03g, Ballaststoffe: 1.9g, Zucker: 2.29g, Natrium: 842mg, Cholesterin: 0mg

Käse-Tomaten-Omelett

Vorbereitungszeit: 10 Minuten, **Kochzeit:** 5 Minuten, **Portionen:** 2 Portionen

ZUTATEN:

- Canolaöl-Spray
- 2 Eier plus 2 Eiweiß
- 1 Esslöffel Wasser
- 1 kleine Tomate, entkernt und gewürfelt
- 1 Unze (28 g) fettarmer Cheddar-Käse, gewürfelt oder geraspelt
- Frisch gemahlener schwarzer Pfeffer
- 1 Esslöffel gehackter frischer Koriander

RICHTLINIEN:

1. Eine antihaftbeschichtete Omelettpfanne auf dem Herd bei mittlerer bis niedriger Hitze etwa eine Minute lang erhitzen. In der Zwischenzeit die Eier in einer Rührschüssel vorsichtig mit dem Wasser verquirlen. Die Eier sollten gerade so miteinander verbunden sein, nicht zu viel verrühren.
2. Die Omelettpfanne leicht mit Rapsölspray einsprühen und die Pfanne weitere 15 Sekunden erwärmen lassen. Die Eier in die Pfanne gießen, aber nicht umrühren. Wenn die Ränder etwas fester werden, gleiten Sie mit einem hitzebeständigen Gummispatel um die Ränder der Eier herum und heben sie vorsichtig an, damit die flüssigen Eier oben unter die Ränder auf den Boden der Omelettpfanne fließen. Dies funktioniert am besten, wenn Sie die Ränder des Omeletts an 4 oder 5 Stellen am Rand der Pfanne anheben.
3. Die Tomate und den Käse auf der Hälfte des Omeletts verteilen. Mit dem Pfeffer bestreuen und den Koriander darüber streuen.
4. Das Omelett weiter kochen, es wird in der Mitte noch weich sein. Schieben Sie einen größeren flachen Spatel unter eine Seite des Omeletts und klappen Sie es auf die andere Hälfte um. Schieben Sie das gefaltete Omelett in die Mitte der Pfanne.
5. Mit dem Spatel ganz leicht auf die Oberseite des Omeletts drücken, um die restliche Flüssigkeit in die Pfanne zu locken.
6. Mit einem Deckel abdecken und vom Herd nehmen. Das Omelett etwa eine Minute ruhen lassen, bis die Eier fest geworden sind, dann in zwei Hälften schneiden und servieren.

Nährwertangaben pro Portion:

Kalorien: 198, Eiweiß: 8,13g, Fett: 17,45g, Kohlenhydrate: 2,86g, Ballaststoffe: 0,9g, Zucker: 2,7g, Natrium: 170mg, Cholesterin: 9mg

Käsiger Tex-Mex-Frühstücks-Eierkuchen-Auflauf

Vorbereitungszeit: 10 Minuten, **Kochzeit:** 10 Minuten, **Portionen:** 4

ZUTATEN:

- 8 Unzen (227 g) Mais-Tortilla-Chips, geteilt
- 1 Tasse grüne Salsa, plus mehr zum Servieren
- 2 Tassen geschredderter Pepper-Jack-Käse, geteilt
- ¼ Tasse Vollmilch
- 3 große Eier
- 1 Teelöffel mexikanische/südwestliche Gewürzmischung oder eine im Laden gekaufte Mischung
- ¼ Tasse schwere (Schlagsahne)
- ¼ Teelöffel koscheres Salz (oder ¼ Teelöffel feines Salz)

RICHTLINIEN:

1. Etwa die Hälfte der Chips in eine hitzebeständige Schüssel (1 bis 1,5 Liter) geben. Die Chips mit der Salsa übergießen und vorsichtig schwenken, um die Salsa zu verteilen. Etwa die Hälfte des Käses darüber streuen.
2. Milch, Eier, Gewürze, Sahne und Salz in einer mittelgroßen Schüssel verquirlen. Mit der Eimischung über die Pommes frites und den Käse gießen. Die Schüssel mit Alufolie abdecken.
3. Geben Sie 1 Tasse Wasser in den inneren Topf. Setzen Sie das Wendegestell in der unteren Position in den Topf ein und stellen Sie es mit der Schale nach oben.
4. Verriegeln Sie den Druckdeckel und vergewissern Sie sich, dass das Ventil auf "Seal" steht. Wählen Sie Druck und stellen Sie den Druck auf Hoch und die Garzeit auf 10 Minuten. Drücken Sie Start.
5. Wenn der Garvorgang abgeschlossen ist, lassen Sie den Druck 5 Minuten lang auf natürliche Weise ab und lassen dann den restlichen Druck schnell ab. Öffnen Sie den Druckdeckel und nehmen Sie ihn vorsichtig ab.
6. Die Folie von der Kasserolle entfernen. Etwa die Hälfte der restlichen Pommes frites darauf verteilen und mit der Hälfte des restlichen Käses bestreuen. Die Schichten mit den restlichen Chips und dem Käse wiederholen.
7. Schließen Sie den Knusper-Deckel. Wählen Sie Grillen und stellen Sie die Zeit auf 7 Minuten ein. Start drücken. Grillen, bis die Pommes frites an einigen Stellen gebräunt sind und der Käse geschmolzen ist.
8. Das Gericht aus dem Topf nehmen und einige Minuten abkühlen lassen. Mit zusätzlicher Salsa servieren.

Nährwertangaben pro Portion:

Kalorien: 648, Gesamtfett: 42g, Gesättigtes Fett: 18g, Kohlenhydrate: 44g, Eiweiß: 24g, Ballaststoffe: 3g, Natrium: 978mg, Cholesterin: 209mg, Zucker: 5.3g

Leckere Apfelpfannkuchen

Vorbereitungszeit: 5 Minuten, **Kochzeit:** 5 Minuten, **Portionen:** 16 Pfannkuchen

ZUTATEN:
- ¼ Tasse kaltgepresstes Olivenöl, aufgeteilt
- 1 Tasse 1%ige Milch
- 2 große Eier
- 1 mittelgroßer Gala-Apfel, gewürfelt
- 1 Tasse Weizenvollkornmehl
- 2 Teelöffel Backpulver
- 1 Teelöffel Backpulver
- 1 Teelöffel gemahlener Zimt
- 2 Esslöffel Ahornsirup
- ¼ Tasse gehackte Walnüsse

RICHTLINIEN:
1. 1 Teelöffel Öl zum Einfetten einer Grillplatte oder Pfanne beiseite stellen. In einer großen Schüssel Mehl, Backpulver, Natron, Zimt, Milch, Eier, Apfel und das restliche Öl vermengen.
2. Eine Grillplatte oder Pfanne bei mittlerer bis hoher Hitze erhitzen und mit dem reservierten Öl bestreichen. Nacheinander etwa ¼ Tasse Teig pro Pfannkuchen einfüllen. Braten, bis sie auf beiden Seiten gebräunt sind.
3. Jeweils 4 Pfannkuchen in 4 mittlere Vorratsbehälter und den Ahornsirup in 4 kleine Behälter geben.
4. Zum Servieren jede Portion mit 1 Esslöffel Walnüssen bestreuen und mit ½ Esslöffel Ahornsirup beträufeln.

Nährwertangaben pro Portion:
Kalorien: 378, Gesamtfett: 22g, Kohlenhydrate: 39g, Ballaststoffe: 5g, Eiweiß: 10g, Kalzium: 124mg, Vitamin D: 50 IU, Kalium: 334mg, Magnesium: 65mg, Natrium: 65mg, Zucker: 2g, Cholesterin: 26mg

Eskariol mit Portobello

Vorbereitungszeit: 10 Minuten, **Kochzeit:** 15 Minuten, **Portionen:** 4

ZUTATEN:
- 2 Tassen Brokkoliröschen (von ½ eines mittleren Kopfes)
- ¼ Tasse (60 ml) Gemüsebrühe oder natriumarme Gemüsebrühe
- 1 Pfund (454 g) frische Escarole
- 1 Partie gegrillte Portobello-Pilze
- 2 Esslöffel frischer Apfelwein
- ⅛ Teelöffel Cayennepfeffer
- Salz und frisch gemahlener schwarzer Pfeffer nach Geschmack

RICHTLINIEN:
1. Brokkoli, Gemüsebrühe, Apfelwein und Cayennepfeffer in einem mittelgroßen Topf vermengen und bei starker Hitze zum Kochen bringen. Die Hitze auf mittlere Stufe reduzieren und kochen, bis der Brokkoli weich ist, 8 bis 10 Minuten. Die Mischung in eine Küchenmaschine geben und pürieren, bis sie cremig ist, und die Brokkoli-Hollandaise wieder in den Topf geben und warm halten.
2. Den Chicorée in einen großen Topf geben und mit ¼ Tasse Wasser übergießen. Zugedeckt bei mittlerer Hitze köcheln lassen, bis der Chicorée welk wird. Abgießen und mit Salz und Pfeffer abschmecken.
3. Zum Servieren je einen gegrillten Portobello-Pilz auf vier einzelne Teller geben und den Chicorée auf die Pilze verteilen. Die Sauce über die Escarole geben und heiß servieren.

Nährwertangaben pro Portion:
Kalorien: 55, Eiweiß: 5.5g, Fett: 0.86g, Kohlenhydrate: 9,65g, Ballaststoffe: 4,5g, Zucker: 2,83g, Natrium: 118mg, Cholesterin: 3mg

Gebratener Erbsenreis mit Knoblauch zum Frühstück

Vorbereitungszeit: 10 Minuten, **Kochzeit:** 15 Minuten, **Portionen:** 2

ZUTATEN:

- 1 Esslöffel Avocadoöl
- 2 Knoblauchzehen, gehackt
- ½ weiße Zwiebel, gewürfelt
- ¼ Tasse Erbsen
- ¼ Tasse Bio-Süßmaiskörner ohne GVO
- ¼ Tasse geschredderte Möhren
- 1 Esslöffel Sesamöl
- 2 Tassen gekochter Reis
- 2 Eier, verquirlt
- ¼ Teelöffel Salz
- Prise rote Paprikaflocken
- Frisch gemahlener schwarzer Pfeffer

RICHTLINIEN:

1. Das Avocadoöl, den Knoblauch und die Zwiebel in eine mittelgroße Pfanne geben und bei mittlerer Hitze 5 Minuten anbraten, bis sie glasig sind.
2. Erbsen, Mais und Karotten hinzufügen, gut umrühren und weitere 5 Minuten kochen, dabei gelegentlich umrühren.
3. Das Sesamöl und den Reis einrühren, dabei den Reis mit einem Löffel auflockern. Sobald der Reis weich zu werden beginnt, die Eier hinzufügen. Unter gelegentlichem Rühren 5 Minuten lang kochen, bis der Reis gar ist.
4. Mit Salz und roten Paprikaflocken bestreuen, mit Pfeffer würzen. Heiß servieren.

Nährwertangaben pro Portion:
Kalorien: 453, Gesamtfett: 19g, Gesättigtes Fett: 43, Kohlenhydrate: 59g, Eiweiß: 13g, Ballaststoffe: 3g, Cholesterin: 186mg, Zucker: 4.6g, Natrium: 494mg

Zitronige Frühstückskuchen mit Beerensirup

Vorbereitungszeit: 5 Minuten, **Kochzeit:** 10 Minuten, **Portionen:** 4

ZUTATEN:
FÜR DIE PFANNKUCHEN:
- 6 Esslöffel kaltgepresstes Olivenöl, aufgeteilt
- 2 große Eier
- 1 Tasse Mandelmehl
- 1 Teelöffel Backpulver
- ¼ Teelöffel Salz
- Schale und Saft von 1 Zitrone
- ½ Teelöffel Mandel- oder Vanilleextrakt

FÜR DIE BEERENSOßE:
- 1 Tasse gefrorene gemischte Beeren
- ½ Teelöffel Vanilleextrakt
- 1 Esslöffel Wasser oder Zitronensaft

RICHTLINIEN:
So bereiten Sie die Pfannkuchen zu
1. In einer großen Schüssel Backpulver, Mandelmehl und Salz mischen und mit einem Schneebesen verrühren, um Klümpchen aufzulösen.
2. 4 Esslöffel Olivenöl, Zitronenschale und -saft, Eier und Mandelextrakt hinzufügen und gut verrühren.
3. In einer großen Pfanne 1 Esslöffel Olivenöl erhitzen und etwa 2 Esslöffel Teig pro Pfannkuchen hineingeben. 4 bis 5 Minuten backen, bis sich Blasen bilden, und umdrehen. Auf der zweiten Seite weitere 2 bis 3 Minuten backen. Den Vorgang mit dem restlichen Olivenöl und Teig wiederholen.

So wird die Beerensauce zubereitet
1. In einem kleinen Topf das Wasser, die gefrorenen Beeren und den Vanilleextrakt bei mittlerer Hitze 3 bis 4 Minuten lang erhitzen, bis es sprudelt. Die Beeren mit dem Rücken eines Löffels oder einer Gabel zerdrücken und zu einer glatten Masse verrühren.

Nährwertangaben pro Portion:
Kalorien: 275, Kohlenhydrate insgesamt: 8g, Eiweiß: 4g, Fett insgesamt: 26g, Kohlenhydrate netto: 6g, Ballaststoffe: 2g, Natrium: 271mg, Cholesterin: 92mg, Zucker: 0,6g

Mediterranes Rührei mit Feta-Käse

Vorbereitungszeit: 15 Minuten, **Kochzeit:** 10 Minuten, **Portionen:** 4

ZUTATEN:
- 1 mittelgroße Knoblauchzehe, gehackt
- 2 Esslöffel natives Olivenöl extra
- ¼ Tasse geschnittene rote Paprika
- ¼ Tasse gespülte und abgetropfte, gehackte Artischockenherzen aus der Dose
- ⅛ Tasse gehackte rote Zwiebel
- 1 ganzes Ei
- 2 Eiweiß
- ⅛ Teelöffel gemahlener schwarzer Pfeffer
- ⅛ Teelöffel getrockneter Oregano
- ⅛ Tasse fettarmer Feta-Käse

RICHTLINIEN:
1. Eine kleine antihaftbeschichtete Pfanne vorbereiten, bei mittlerer Hitze erhitzen und Öl in die Pfanne geben. Wenn das Öl heiß ist, Zwiebel und Knoblauch hineingeben und unter Rühren etwa 1 Minute lang anbraten. Dann die Paprikastreifen und das Artischockenherz hinzufügen und weitere 3 Minuten braten, bis die Zwiebel glasig und die Paprika weich ist.
2. Eiweiß und Eier in eine kleine Schüssel geben, Eischnee und Eier schlagen, mit Oregano und schwarzem Pfeffer würzen. Die Eier in den Topf gießen und mit einem Spatel gleichmäßig verrühren. 3 bis 4 Minuten kochen, bis das Ei nicht mehr flüssig ist. Den Topf vom Herd nehmen, den Feta auf das Ei legen und den Deckel schließen, bis der Feta zu schmelzen beginnt. Warm genießen.

Nährwertangaben pro Portion:
Kalorien: 424, Fett: 37g, Eiweiß: 21g, Kohlenhydrate: 5g, Ballaststoffe: 1g, Zucker: 1g, Natrium: 572mg, Cholesterin: 157mg

Kapitel 4: Bohnen und Hülsenfrüchte

Burritos aus Schwarzen Bohnen, Tomaten, Reis und Linsen

Vorbereitungszeit: 15 Minuten, **Kochzeit:** 8 Stunden, **Portionen:** 6

ZUTATEN:
- 2 Dosen schwarze Bohnen à 425 g (15 Unzen), abgetropft und abgespült
- ¼ Tasse Salsa
- 2 425 g (15 Unzen) Dosen gewürfelte Tomaten
- ½ Tasse Mais, frisch, gefroren oder in Dosen
- 1 Tasse brauner Reis
- 2 Esslöffel Taco-Gewürz
- 2 Chipotle-Paprikaschoten in Adobosauce, fein gehackt
- 1 Teelöffel gemahlener Kreuzkümmel
- 1 Teelöffel Salz
- 2½ Tassen Gemüsebrühe
- ½ Tasse Linsen
- 12 Vollkorntortillas
- Zusätzliche Garnierungen, wie z. B. mehr Salsa, Avocado oder Guacamole und schwarze Oliven

RICHTLINIEN:
1. Bohnen, Salsa, Tomaten, Mais, Reis, Taco-Gewürz, Chipotles, Kreuzkümmel, Salz und Brühe in einem Slow Cooker vermengen. Abdecken und 6 bis 8 Stunden auf niedriger oder 3 bis 4 Stunden auf hoher Stufe kochen.
2. Kochen, bis noch 40 Minuten übrig sind, dann die Linsen hinzufügen. Weiter kochen, bis die Linsen weich sind. Der Reis wird weich sein und die meiste Flüssigkeit wird aufgesogen. Dies ist die Füllung.
3. Die Tortillas auslegen und etwa ⅓ bis ½ Tasse der Füllung auf jede Tortilla geben. Verteilen Sie die Füllung in der Mitte der Tortillas. Falten Sie jedes Ende etwa 1½ Zoll über die Spitze der Bohnen. Und rollen Sie die Tortilla an der langen Kante auf.
4. Aufeinander stapeln und mit mehr Avocado, Salsa oder Guacamole und schwarzen Oliven servieren.

Nährwertangaben pro Portion:
Kalorien: 531, Eiweiß: 23.8g, Fett: 9.9g, Kohlenhydrate: 90g, Ballaststoffe: 24.4g, Zucker: 7g, Natrium: 886mg, Cholesterin: 0mg

Schwarzäugige Erbse Wrap

Vorbereitungszeit: 10 Minuten, **Kochzeit:** 15 Minuten, **Portionen:** 4

ZUTATEN:

- 113 g Cremini-Pilze, geputzt, entstielt und in ¼-Zoll dicke Scheiben geschnitten
- Eine 425-g-Dose (15 Unzen) mit wenig Salz, abgetropft und abgespült
- 5 Esslöffel Traubenkern- oder Olivenöl
- 2 Esslöffel frisches Basilikum oder Petersilie, gehackt
- ½ Teelöffel weizenfreies Tamari
- 2 Knoblauchzehen, gehackt
- ½ rote Zwiebel, gewürfelt
- 1 Avocado, in Scheiben geschnitten
- 4 große Kopfsalatblätter oder Dinkelbrot
- ¼ Teelöffel getrockneter Thymian

RICHTLINIEN:

1. Öl in einer großen Bratpfanne bei mittlerer Hitze erhitzen, bis es schimmert. Die Pilze und den Thymian hinzufügen. Etwa 2 bis 3 Minuten unter gelegentlichem Rühren braten, bis sie gebräunt sind. Rote Zwiebel und Knoblauch zugeben und etwa 2 Minuten kochen, bis sie duften und weich werden. Vom Herd nehmen.
2. Die Erbsen in eine große Schüssel geben und mit dem Rücken eines Löffels zerdrücken, wobei einige Erbsen intakt bleiben. Die Pilzmischung, Basilikum oder Petersilie und Tamari mischen. Die Mischung zu vier Frikadellen formen.
3. Das Öl in einer Pfanne bei mittlerer bis hoher Hitze erhitzen, bis es schimmert. Die Patties hineingeben und etwa 5 bis 6 Minuten pro Seite braten, bis sie gebräunt sind.
4. Auf Brot oder Salatblättern mit roten Zwiebeln und Avocado servieren.

Nährwertangaben pro Portion:
Kalorien: 317, Fett: 25,4g, Kohlenhydrate: 22,5g, Eiweiß: 4,2g, Cholesterin: 0mg, Natrium: 51,7mg, Ballaststoffe: 7,6g, Zucker: 6,7g

Kubanische Schwarze Bohnen mit Reis

Vorbereitungszeit: 20 Minuten, **Kochzeit:** 2,5 Stunden, **für alle:** 4

ZUTATEN:
  FÜR DIE SCHWARZEN BOHNEN:
- 1 Pfund (454 g) schwarze Bohnen, über Nacht eingeweicht
- 1 große Zwiebel, geschält und gewürfelt
- 1 mittelgroße Tomate, gewürfelt
- 3 mittelgroße Möhren, geschält und gewürfelt
- 1 rote Paprika, entkernt und gewürfelt
- 2 Lorbeerblätter
- 3 Knoblauchzehen, geschält und gehackt
- 3 Stangen Staudensellerie, gewürfelt
- 2 Esslöffel gemahlener Kreuzkümmel
- 2 Esslöffel gehackter Oregano
- 1 Tasse fein gehackte Korianderstängel
- 2 Esslöffel Apfelessig
- ½ Teelöffel frisch gemahlener weißer oder schwarzer Pfeffer
- 3 Esslöffel gehackte Korianderblätter
- Salz

  FÜR DEN KORIANDERREIS:
- 1 Tasse brauner Reis
- 2 Esslöffel fein gehackte Korianderblätter
- 1 Esslöffel hellbraune Miso-Paste mit niedrigem Natriumgehalt

RICHTLINIEN:
UM DIE SCHWARZEN BOHNEN ZUZUBEREITEN:
1. In einem großen Topf Bohnen, Zwiebel, Kreuzkümmel, Knoblauch, Lorbeerblätter, Sellerie, Karotten, Oregano, rote Paprika, Korianderstängel und 5 Tassen Wasser mischen und zum Kochen bringen.
2. Die Hitze auf ein Köcheln reduzieren und 90 Minuten lang kochen. ¼ der Bohnen herausnehmen, in einer separaten Schüssel pürieren und zurück in den Topf geben.
3. Den Apfelessig, die Korianderblätter, den Pfeffer und die Tomate hinzugeben und umrühren. Sobald die Bohnen gar sind, mit Salz würzen und die Lorbeerblätter entfernen.

UM DEN KORIANDERREIS ZUZUBEREITEN:
1. Den Reis, die Miso-Paste und 2 Tassen Wasser in einen großen Topf geben und zum Kochen bringen. Die Hitze auf mittlere Stufe reduzieren und zugedeckt 20 Minuten köcheln lassen. Die Hitze auf niedrige Stufe reduzieren und weitere 30 Minuten köcheln lassen. Den Reis auflockern und den Koriander einrühren.
2. Den Reis auf 4 Teller verteilen und mit den Bohnen garnieren. Servieren.

Nährwertangaben pro Portion:
Kalorien: 267, Kohlenhydrate: 55.38g, Protein: 7.29g, Fett: 2.92g, Ballaststoffe: 7.3g, Zucker: 7.7g, Natrium: 642mg, Cholesterin: 0mg

Indisches Chana Saag

Vorbereitungszeit: 15 Minuten, **Kochzeit:** 30 Minuten, **Portionen:** 4

ZUTATEN:

- 2 Pfund (907 g) frischer Spinat, zerkleinert
- 2 Tassen gekochte Kichererbsen, abgetropft und abgespült
- 1 mittelgroße gelbe Zwiebel, geschält und klein gewürfelt
- 1 Jalapeño-Pfeffer, gehackt
- 3 Knoblauchzehen, geschält und gehackt
- 1 große Tomate, fein gehackt
- 1 Tasse ungesüßte reine Mandelmilch
- 1 Esslöffel geriebener Ingwer
- 2 Teelöffel gemahlener Kreuzkümmel
- 1 Teelöffel gemahlener Koriander
- 1 Teelöffel Kurkuma
- 1 Teelöffel Bockshornklee
- 1 Teelöffel zerstoßene rote Pfefferflocken, oder nach Geschmack
- Salz

RICHTLINIEN:

1. Die Zwiebel in einen großen Topf geben und bei mittlerer Hitze 8 bis 10 Minuten anbraten.
2. Jeweils 1 Esslöffel Wasser hinzufügen, damit die Zwiebel nicht an der Pfanne kleben bleibt. Die Hitze auf mittlere bis niedrige Stufe reduzieren und Jalapeño-Pfeffer, Koriander, Ingwer, Kreuzkümmel, Knoblauch, Kurkuma, Bockshornklee und zerstoßene rote Paprikaflocken hinzufügen.
3. Unter häufigem Rühren 4 Minuten lang kochen. Die Tomate hinzufügen und weitere 5 Minuten kochen, dann den Spinat, die Mandelmilch und die Kichererbsen hinzufügen.
4. Den Topf abdecken und die Hitze auf mittlere bis niedrige Stufe reduzieren. Etwa 10 Minuten kochen lassen. Mit Salz würzen.

Nährwertangaben pro Portion:
Kalorien: 131, Kohlenhydrate: 22.15g, Protein: 11.31g, Fett: 1.84g, Ballaststoffe: 7.7g, Zucker: 7.27g, Natrium: 801mg, Cholesterin: 8mg

Mungobohnensprossen und Krautsalat

Vorbereitungszeit: 10 Minuten, **Kochzeit:** 10 Minuten, **Portionen:** 4

ZUTATEN:
  FÜR DIE SPROSSEN:
- ½ Tasse ganze Mungobohnen
- ½ Teelöffel Kurkuma
- ¼ Teelöffel Salz

  FÜR DEN SALAT:
- 2 mittelgroße Kartoffeln, mit Schale
- ½ Tasse Heidelbeeren, gewürfelt
- ½ Tasse Kohl, fein gehackt
- ¼ Tasse Pfirsich, gewürfelt
- ¼ Tasse Basilikum, fein gehackt
- 2 Esslöffel Tahini
- 1 Esslöffel Weißweinessig
- 1 Teelöffel gemahlener Piment
- 1 Teelöffel gemahlener Fenchel
- 1 Teelöffel Salz

RICHTLINIEN:

UM DIE MUNGBOHNEN ZUM KEIMEN ZU BRINGEN:

1. Die Mungbohnen über Nacht in 1 Tasse gefiltertem Wasser einweichen. Ein sauberes, feuchtes Tuch in einer großen Schüssel ausbreiten. Gießen Sie das Wasser aus den Bohnen ab und wickeln Sie sie in das Tuch ein. Stellen Sie die Schüssel an einen kühlen, vor Sonnenlicht geschützten Ort. Befeuchten Sie das Tuch alle 6 Stunden. Die Bohnen werden innerhalb von 12 Stunden zu etwa 0,5 Zentimeter langen Keimlingen heranwachsen.
2. Wenn die Bohnen gekeimt sind, spülen Sie sie vollständig in sauberem Wasser ab. Die Sprossen in 2 Tassen Wasser mit Kurkuma und Salz 10 Minuten lang kochen oder bis die Sprossen etwas weicher werden. Die Sprossen abtropfen lassen und beiseite stellen.

UM DEN SALAT ZUZUBEREITEN:

1. Die Kartoffeln halbieren. In einen mittelgroßen Topf geben und mit so viel Wasser aufgießen, dass sie bedeckt sind.
2. Zum Kochen bringen, die Hitze auf mittlere Stufe reduzieren und 10 Minuten köcheln lassen oder bis die Kartoffeln weich sind, wenn man sie mit einer Gabel durchsticht. Die Kartoffeln abgießen und abkühlen lassen, dann pellen und in ½-Zoll-Würfel schneiden.
3. Die Kartoffeln in eine große Schüssel geben und den abgetropften Rosenkohl, die Blaubeeren, den Kohl, den Pfirsich, das Basilikum, das Tahin, den Weißweinessig, den Piment, den Fenchel und das Salz mit dem Schneebesen einrühren.
4. Gut durchmischen und servieren.

Nährwertangaben pro Portion:
Kalorien: 117, Eiweiß: 3.88g, Fett: 1.84g, Kohlenhydrate: 23,12g, Ballaststoffe: 4,4g, Zucker: 2,41g, Natrium: 752mg, Cholesterin: 0mg

Taquitos mit schwarzen Orangenbohnen

Vorbereitungszeit: 15 Minuten, **Kochzeit:** 30 Minuten, **Portionen:** 4

ZUTATEN:

- 4 Tassen gekochte schwarze Bohnen oder zwei 425-g-Dosen (15 Unzen), abgetropft und ausgespült
- 1 große gelbe Zwiebel, geschält und klein gewürfelt
- 4 Knoblauchzehen, geschält und gehackt
- 2 Teelöffel Kreuzkümmelsamen, geröstet und gemahlen
- 2 Chilis in Adobosauce, gehackt, oder 2 Teelöffel Ancho-Chilipulver
- Schale und Saft von 2 Orangen
- 20 bis 24 Maistortillas
- 2 Tassen frische Tomatensalsa
- 1 Charge Tofu-Sauerrahm
- 1 Charge fettarme Guacamole
- Salz

RICHTLINIEN:

1. Die Zwiebel in einen großen Topf geben und bei mittlerer Hitze 8 bis 10 Minuten anbraten. Jeweils 1 Esslöffel Wasser hinzufügen, damit die Zwiebel nicht an der Pfanne kleben bleibt. Den Knoblauch hinzugeben und eine weitere Minute kochen. Kreuzkümmel, Orangenschale und -saft, Chilis und schwarze Bohnen hinzufügen. Mit Salz abschmecken. Die Mischung in der Schüssel einer Küchenmaschine pürieren, bis sie glatt und ein wenig stückig ist.
2. Die Tortillas bei mittlerer Hitze in eine beschichtete Pfanne legen. 3 bis 4 Minuten erhitzen, dabei häufig wenden, bis die Tortillas weich werden. Die Tortillas zum Warmhalten in ein Küchentuch wickeln und mit den restlichen Tortillas wiederholen.
3. Jeweils 3 Esslöffel der schwarzen Bohnenmischung auf die Hälfte der Tortillas verteilen, die Tortillas mit der bohnengefüllten Hälfte beginnend aufrollen und mit der Nahtseite nach unten auf einen Teller legen. Den Vorgang mit den restlichen Tortillas wiederholen.
4. Die Taquitos 10 bis 15 Minuten im Backofen bei 95 °C erwärmen. Mit Tofu-Sauerrahm, Guacamole und Salsa servieren.

Nährwertangaben pro Portion:
Kalorien: 357, Kohlenhydrate: 73.08g, Protein: 11.2g, Fett: 4.1g, Ballaststoffe: 11.9g, Zucker: 8.44g, Natrium: 674mg, Cholesterin: 0mg

Schnellkochende rote Linsen

Vorbereitungszeit: 10 Minuten, **Kochzeit:** 30 Minuten, **Portionen:** 4

ZUTATEN:

- 2 Tassen rote Linsen, abgespült
- 1 große gelbe Zwiebel, geschält und gewürfelt
- 2 Knoblauchzehen, geschält und gehackt
- 1 Teelöffel Kurkuma
- 1 Esslöffel Kreuzkümmelsamen, geröstet und gemahlen
- 1 Esslöffel Koriandersamen, geröstet und gemahlen
- ½ Teelöffel zerstoßene rote Pfefferflocken
- 1 Lorbeerblatt
- 1 Esslöffel geriebener Ingwer
- Schale von 1 Zitrone
- Salz

RICHTLINIEN:

1. Die Zwiebel in einen großen Topf geben und bei mittlerer Hitze 10 Minuten lang anbraten.
2. Jeweils 1 Esslöffel Wasser hinzufügen, damit die Zwiebel nicht an der Pfanne kleben bleibt. Knoblauch, Ingwer, Lorbeerblatt, Kurkuma, Koriander, Kreuzkümmel und zerstoßene rote Paprikaflocken hinzufügen und noch 1 Minute kochen.
3. Die Linsen und 4 Tassen Wasser hinzufügen und bei starker Hitze zum Kochen bringen. Die Hitze auf mittlere Stufe reduzieren und zugedeckt 20 bis 25 Minuten kochen.
4. Vom Herd nehmen. Mit Salz würzen und die Zitronenschale hinzufügen.

Nährwertangaben pro Portion:

Kalorien: 379, Kohlenhydrate: 68.17g, Protein: 24.15g, Fett: 2.77g, Ballaststoffe: 12.1g, Zucker: 2.28g, Natrium: 594mg, Cholesterin: 0mg

Sautiertes Grünzeug mit Cannellini-Bohnen und Knoblauch

Vorbereitungszeit: 10 Minuten, **Kochzeit:** 10 Minuten, **Portionen:** 4

ZUTATEN:
- 3 Esslöffel natives Olivenöl extra
- 1 Pfund (454 g) gemischtes Grün (z. B. Senf, Grünkohl, Kohl und Mangold), grob gehackt
- 1 Dose Cannellini-Bohnen (425 g, 15 Unzen), gespült und abgetropft
- 3 Esslöffel Wasser oder Hühnerbrühe
- ½ kleine rote Zwiebel, fein gehackt
- 2 große Knoblauchzehen, gehackt
- ¼ Teelöffel Chiliflocken
- ⅛ Teelöffel Meersalz
- ⅛ Teelöffel gemahlener schwarzer Pfeffer
- ½ Esslöffel Zitronenschale
- ½ Tasse geröstete Pinienkerne

RICHTLINIEN:
1. Waschen Sie das Grünzeug und trocknen Sie es gründlich.
2. Das Öl in einer großen Pfanne bei mittlerer Hitze erhitzen, die Zwiebel hinzufügen und eine Minute lang anbraten, dann den Knoblauch und die Paprikaflocken hinzugeben; sobald der Knoblauch duftet, das Suppengrün hinzufügen und mit Salz und Pfeffer würzen.
3. Sie werden sich ziemlich verkleinern. Häufig umschwenken, damit sie nicht anbrennen.
4. Das Wasser oder die Brühe hinzufügen und mit einem Deckel abdecken. 3 Minuten kochen, den Deckel abnehmen, die Bohnen hinzufügen und weitere 2 Minuten kochen, um die Bohnen durchzuwärmen.
5. Auf eine Servierplatte geben und mit der Zitronenschale und den gerösteten Pinienkernen garnieren.

Nährwertangaben pro Portion:
Kalorien: 302, Eiweiß: 11g, Fett: 17g, Kohlenhydrate: 31g, Ballaststoffe: 8g, Zucker: 0.9g, Natrium: 67mg, Cholesterin: 0mg

Taco-Salat mit Erdnussbutter-Dressing

Vorbereitungszeit: 10 Minuten, **Kochzeit:** 5 Minuten, **Portionen:** 6

ZUTATEN:

FÜR DEN SALAT:
- 4 Maistortillas
- 6 Tassen gehackter Spinat
- 1½ Tassen Zucchini, entkernt und gewürfelt
- 1½ Tassen Ananas, geschält und gewürfelt
- 1½ Tassen Blumenkohlröschen, zerkleinert
- Eine Dose (430 g) schwarze Bohnen, abgetropft und abgespült
- Eine Dose Limabohnen (430 g), abgetropft und abgespült
- 3 Ähren Mais, Kerne entfernt (etwa 2 Tassen)

FÜR DAS DRESSING:
- Eine Dose Cannellini-Bohnen (430 g), abgetropft und abgespült
- 2 Tassen Petersilie, Blätter und zarte Stiele
- 1 Tasse Frühlingszwiebeln
- ¼ Tasse (60mL) Erdnussbutter
- Eine Dose (110 g) gewürfelter Rettich (4 Unzen)
- 2 Esslöffel natriumarme Sojasauce
- 1 Teelöffel Muskatnuss
- ¼ Teelöffel Chilipulver
- 2 Knoblauchzehen, zerdrückt
- Schale und Saft von 2 Limetten

RICHTLINIEN:

UM DEN SALAT ZUZUBEREITEN:
1. Schneiden Sie die Maistortillas in dünne Scheiben. Die Scheiben gleichmäßig auf einem kleinen Backblech verteilen und im Toaster 3 bis 5 Minuten rösten, bis sie knusprig sind.
2. Den Spinat auf den Boden einer großen Servierschüssel geben. Zucchini, Ananas, Blumenkohl, schwarze Bohnen, Limabohnen und Mais darauf verteilen. Beiseite stellen.

UM DAS DRESSING HERZUSTELLEN:
1. Cannellini-Bohnen, Frühlingszwiebeln, Petersilie, Erdnussbutter, Rettich, Sojasauce, Chilipulver, Muskatnuss, Knoblauch, Limettenschale und -saft sowie 1 Tasse Wasser in einer Küchenmaschine mischen. Auf höchster Stufe verarbeiten, bis die Masse glatt ist.

ZU DIENEN:
1. Die Tortillastreifen über den Salat in der Schüssel legen und das Dressing darüber verteilen. Zum Servieren.

Nährwertangaben pro Portion:

Kalorien: 450, Eiweiß: 23.9g, Fett: 5.66g, Kohlenhydrate: 84,26g, Ballaststoffe: 19,9g, Zucker: 16,74g, Natrium: 628mg, Cholesterin: 0mg

Kapitel 5: Körner und Reis

Pilaw aus braunem Reis mit goldenen Rosinen und Pistazien

Vorbereitungszeit: 5 Minuten, **Kochzeit:** 15 Minuten, **Portionen:** 6

ZUTATEN:

- 1 Esslöffel natives Olivenöl extra
- 1 Tasse gehackte Zwiebel (etwa ½ mittelgroße Zwiebel)
- 1 Teelöffel gemahlener Kreuzkümmel
- ½ Teelöffel gemahlener Zimt
- ½ Tasse geschredderte Karotte (etwa 1 mittelgroße Karotte)
- 1¾ Tassen 100%iger Orangensaft
- 2 Tassen brauner Instant-Reis
- ¼ Tasse Wasser
- ½ Tasse geschälte Pistazien
- 1 Tasse goldene Rosinen
- Gehackter frischer Schnittlauch (optional)

RICHTLINIEN:

1. Das Öl in einem mittelgroßen Topf bei mittlerer bis hoher Hitze erhitzen. Die Zwiebel einrühren und unter häufigem Rühren 5 Minuten kochen.
2. Kreuzkümmel, Zimt und Karotten einrühren und 1 Minute kochen. Den Orangensaft, den Reis und das Wasser hinzufügen. Zum Kochen bringen, abdecken und die Hitze auf mittlere bis niedrige Stufe reduzieren. Köcheln lassen, bis der Reis durchgekocht ist und die Flüssigkeit aufgesogen wurde, etwa 7 Minuten.
3. Pistazien, Rosinen und Schnittlauch (falls verwendet) hinzufügen, gut umrühren und servieren.

Nährwertangaben pro Portion:

Kalorien: 263g, Gesamtfett: 7g, gesättigtes Fett: 1g, Kohlenhydrate insgesamt: 49g, Eiweiß: 5g, Zucker: 25g, Ballaststoffe: 4g, Natrium: 87mg, Cholesterin: 1mg, Phosphor: 165mg, Kalium: 554mg

Bulgur-Pilaw mit Walnüssen und Aprikosen

Vorbereitungszeit: 15 Minuten, **Kochzeit:** 25 Minuten, **Portionen:** 4

ZUTATEN:

- 1 mittelgroße gelbe Zwiebel, geschält und gewürfelt
- 2 Knoblauchzehen, geschält und gehackt
- 1 Zimtstange
- 2 Teelöffel gemahlener Koriander
- 3½ Tassen (840 ml) natriumarme Gemüsebrühe
- ½ Tasse Walnüsse, geröstet und grob zerkleinert
- 2 Tassen Bulgur
- ½ Tasse goldene Rosinen
- ½ Tasse getrocknete, ungeschwefelte Aprikosen, zerkleinert (siehe mehr über Sulfite und Schwefeldioxid)
- 2 grüne Zwiebeln (weiße und grüne Teile), in dünne Scheiben geschnitten
- Salz und frisch gemahlener schwarzer Pfeffer

RICHTLINIEN:

1. Zwiebel in einen großen Topf geben und etwa 7 bis 8 Minuten bei mittlerer Hitze anbraten, bis sie goldgelb sind.
2. Jeweils 1 Esslöffel Wasser hinzufügen, damit die Zwiebel nicht an der Pfanne kleben bleibt. Knoblauch hineingeben und 1 Minute lang kochen.
3. Den Bulgur, die Zimtstange, die Rosinen, die Aprikosen und den Koriander hinzufügen. Die Brühe hinzufügen und bei starker Hitze zum Kochen bringen.
4. Die Hitze auf mittlere Stufe reduzieren und etwa 15 Minuten zugedeckt kochen, bis der Bulgur weich ist.
5. Vom Herd nehmen, die Zimtstange herausnehmen und die Frühlingszwiebeln unterrühren. Mit Salz und Pfeffer abschmecken. Mit den gehackten Walnüssen garnieren und servieren.

Nährwertangaben pro Portion:

Kalorien: 354, Kohlenhydrate: 69.83g, Protein: 9.41g, Fett: 7.82g, Ballaststoffe: 10.4g, Zucker: 37g, Natrium: 146mg, Cholesterin: 0mg

Bulgur mit Spinat und Kichererbsen

Vorbereitungszeit: 15 Minuten, **Kochzeit:** 20 Minuten, **Portionen:** 4 bis 6

ZUTATEN:
- 3 Esslöffel kaltgepresstes Olivenöl, aufgeteilt
- 1 Zwiebel, fein gehackt
- 1½ Tassen (360 ml) Wasser
- ½ Teelöffel Kochsalz
- 2 Esslöffel Za'atar, geteilt
- 1 Tasse mittelkörniger Bulgur, gespült
- 1 (15 Unzen, 425 g) Dose Kichererbsen, abgespült
- 3 Knoblauchzehen, gehackt
- 5 Unzen (5 Tassen, 142 g) Babyspinat, zerkleinert
- Salz und Pfeffer nach Geschmack
- 1 Esslöffel Zitronensaft, plus Zitronenspalten zum Servieren

RICHTLINIEN:
1. Im Instant Pot auf höchster Stufe 2 Esslöffel Öl erhitzen, bis es schimmert. Zwiebel und Salz hinzufügen und etwa 5 Minuten kochen. Knoblauch und 1 Esslöffel Za'atar unterrühren und ca. 30 Sekunden kochen, bis es duftet. Kichererbsen, Bulgur und Wasser unterrühren.
2. Deckel verriegeln und Druckablassventil schließen. Hochdruck-Kochfunktion wählen und 1 Minute lang kochen. Schalten Sie das Gerät aus und lassen Sie den Druck schnell ab. Nehmen Sie den Deckel vorsichtig ab und lassen Sie den Dampf von sich weg entweichen.
3. Bulgur mit einer Gabel leicht auflockern. Ein sauberes Geschirrtuch über den Topf legen, um den Deckel zu ersetzen, und für 5 Minuten beiseite stellen. Zitronensaft, Spinat, restliches Za'atar und restliches Öl hinzugeben und vorsichtig durchschwenken. Mit Salz und Pfeffer abschmecken. Mit Zitronenspalten servieren.

Nährwertangaben pro Portion:
Kalorien: 200, Kohlenhydrate: 28g, Eiweiß: 6g, Fett: 8g, Ballaststoffe: 6g, Zucker: 2g, Natrium: 320mg, Cholesterin: 0mg

Käsiges Gerstenrisotto

Vorbereitungszeit: 5 Minuten, **Kochzeit:** 25 Minuten, **Portionen:** 6

ZUTATEN:

- 1 Esslöffel natives Olivenöl extra
- 1 Tasse frisch geriebener Parmesankäse (ca. 4 Unzen, 113 g), geteilt
- 4 Tassen natriumarme oder salzfreie Gemüsebrühe
- 1 Tasse gehackte gelbe Zwiebel (etwa ½ mittelgroße Zwiebel)
- 2 Tassen ungekochte Perlgraupen
- ½ Tasse trockener Weißwein
- ¼ Teelöffel frisch gemahlener schwarzer Pfeffer
- ¼ Teelöffel koscheres oder Meersalz
- Frisch geschnittener Schnittlauch und Zitronenspalten zum Servieren (optional)

RICHTLINIEN:

1. Die Brühe in einen mittelgroßen Topf geben und zum Köcheln bringen.
2. Das Öl in einem großen Suppentopf bei mittlerer Hitze erhitzen. Die Zwiebeln einrühren und unter gelegentlichem Rühren 8 Minuten kochen. Die Gerste einrühren und 2 Minuten unter Rühren kochen, bis die Gerste geröstet ist.
3. Den Wein hinzugeben und etwa 1 Minute lang kochen, oder bis der größte Teil der Flüssigkeit verdampft ist. Dann 1 Tasse warme Brühe in den Topf geben und unter Rühren ca. 2 Minuten kochen, oder bis der größte Teil der Flüssigkeit aufgesogen ist. Jeweils 1 Tasse der restlichen Brühe in den Topf geben und so lange kochen, bis jede Tasse aufgesogen ist, bevor die nächste hinzugefügt wird, jeweils etwa 2 Minuten. Bei der letzten Zugabe von Brühe dauert es etwas länger, bis sie absorbiert ist, etwa 4 Minuten.
4. Den Topf vom Herd nehmen, ½ Tasse Käse, Pfeffer und Salz hinzugeben. Mit dem restlichen Käse, dem Schnittlauch und den Zitronenspalten (falls verwendet) servieren.

Nährwertangaben pro Portion:
Kalorien: 599, Fett: 20g, Gesättigtes Fett: 9g, Transfett: 1g, Kohlenhydrate: 87g, Protein: 17g, Zucker: 3g, Ballaststoffe: 4g, Cholesterin: 32mg, Natrium: 429mg, Kalium: 214mg, Kalzium: 346mg

Aubergine und Kichererbsen-Pilaw

Vorbereitungszeit: 15 Minuten, **Kochzeit:** 1 Stunde, **Portionen:** 4

ZUTATEN:
- 1 große Aubergine, entstielt und in ½-Zoll-Würfel geschnitten
- 2 Tassen gekochte Kichererbsen oder eine 425-g-Dose (15 Unzen), abgetropft und abgespült
- 2 Tassen (480 ml) natriumarme Gemüsebrühe
- 1 Tasse brauner Basmati-Reis
- 1 große gelbe Zwiebel, geschält und klein gewürfelt
- 6 Knoblauchzehen, geschält und gehackt
- 2 Jalapeño-Schoten, entkernt und gehackt
- 1 Esslöffel Kreuzkümmelsamen, geröstet und gemahlen
- 1 Esslöffel gemahlener Koriander
- 1 Teelöffel Kurkuma
- ½ Tasse fein gehackter Koriander
- ¼ Tasse fein gehackte Minze
- ½ Tasse fein gehacktes Basilikum
- Salz

RICHTLINIEN:
1. Die Gemüsebrühe in einem mittelgroßen Topf zum Kochen bringen, den Reis hinzufügen und die Mischung bei starker Hitze zum Kochen bringen. Die Hitze auf mittlere Stufe reduzieren und etwa 45 Minuten zugedeckt kochen, bis der Reis weich ist.
2. Die Zwiebel in einen großen Topf geben und bei mittlerer Hitze 7 bis 8 Minuten anbraten. Jeweils 1 Esslöffel Wasser hinzufügen, damit die Zwiebel nicht an der Pfanne kleben bleibt. Knoblauch, Kurkuma, Kreuzkümmel, Jalapeño-Paprika, Koriander und Aubergine hinzufügen und etwa 12 Minuten kochen, bis die Aubergine weich ist. Den gekochten Reis, die Kichererbsen, die Minze und das Basilikum untermischen. Mit Salz abschmecken und mit Koriander garniert servieren.

Nährwertangaben pro Portion:
Kalorien: 313, Kohlenhydrate: 60.98g, Protein: 11.57g, Fett: 3.95g, Ballaststoffe: 8.9g, Zucker: 12.35g, Natrium: 671mg, Cholesterin: 8mg

Würzige spanische Reis und Bohnen

Vorbereitungszeit: 5 Minuten, **Kochzeit:** 25 Minuten, **Portionen:** 4

ZUTATEN:
- 3 Esslöffel Olivenöl
- 1 (16 Unzen, 454 g) Dose Pinto-Bohnen, abgetropft und gespült
- 1 Tasse langkörniger weißer Reis, gründlich abgespült
- 1 kleine Zwiebel, gehackt (etwa ⅔ Tasse)
- 2 große Knoblauchzehen, gehackt
- 1 Jalapeño-Schote, entkernt und gehackt (ca. 2 Esslöffel)
- ⅓ Tasse rote Salsa
- ¼ Tasse Tomatensauce
- ½ Tasse Röstgemüsebrühe, natriumarme Gemüsebrühe oder Wasser
- 1 Teelöffel mexikanische/südwestliche Gewürzmischung, oder gekaufte Mischung
- 1 Teelöffel koscheres Salz (oder ½ Teelöffel feines Salz)
- 1 Esslöffel gehackter frischer Koriander (optional)

RICHTLINIEN:
1. Wählen Sie an Ihrem Foodi™ die Option Anbraten/Sauté und stellen Sie die Einstellung auf Medium, um den inneren Topf vorzuheizen. Drücken Sie Start. Lassen Sie den Topf 5 Minuten lang vorheizen. Das Olivenöl in den Topf geben und erhitzen, bis es schimmert. Die Zwiebel, den Knoblauch und den Jalapeño einrühren. 2 Minuten kochen, bis sie duften und anfangen, weich zu werden. Den Reis, die Salsa, die Tomatensauce, die Gemüsebrühe, die Gewürze, die Pintobohnen und das Salz unterrühren. Einen weiteren ½ Teelöffel koscheres Salz oder ¼ Teelöffel feines Salz hinzufügen, wenn Wasser verwendet wird.
2. Verriegeln Sie den Druckdeckel und stellen Sie sicher, dass das Ventil auf "Seal" steht. Wählen Sie Druck und stellen Sie den Druck auf Hoch und die Garzeit auf 6 Minuten ein. Drücken Sie Start.
3. Nach Beendigung des Garvorgangs lassen Sie den Druck 10 Minuten lang auf natürliche Weise ab, dann lassen Sie den restlichen Druck schnell ab. Entriegeln Sie den Druckdeckel und nehmen Sie ihn ab. Den Koriander unterrühren und heiß servieren.

Nährwertangaben pro Portion:
Kalorien: 384, Gesamtfett: 12g, Gesättigtes Fett: 2g, Kohlenhydrate: 60g, Eiweiß: 10g, Ballaststoffe: 7g, Natrium: 1089mg, Cholesterin: 0mg, Zucker: 7.5g

Linsen mit Reis und Makkaroni

Vorbereitungszeit: 15 Minuten, **Kochzeit:** 2 Stunden, **für alle:** 6

ZUTATEN:
- 1 Tasse grüne Linsen, abgespült
- 1 Tasse mittelkörniger brauner Reis
- 3 große Tomaten, klein gewürfelt
- 1 Tasse Vollkorn-Ellbogenmakkaroni, gekocht, abgetropft und warm gehalten
- 1 große Zwiebel, geschält und gehackt
- 4 Knoblauchzehen, geschält und gehackt
- 1 Teelöffel gemahlener Kreuzkümmel
- 1 Teelöffel gemahlener Koriander
- ½ Teelöffel gemahlener Piment
- ½ Teelöffel zerstoßene rote Pfefferflocken
- 2 Esslöffel Tomatenmark
- 1 Esslöffel brauner Reisessig
- Salz

RICHTLINIEN:
1. Die Linsen in einen mittelgroßen Topf mit 3 Tassen Wasser geben. Den Topf bei starker Hitze zum Kochen bringen, die Hitze auf mittlere Stufe reduzieren und zugedeckt 40 bis 45 Minuten kochen. Überschüssiges Wasser von den Linsen abgießen, mit Salz würzen und beiseite stellen.
2. Den braunen Reis und 2 Tassen Wasser in einen anderen mittelgroßen Topf geben, den Topf mit einem Deckel abdecken und bei starker Hitze zum Kochen bringen. Die Hitze auf mittlere Stufe reduzieren und 45 Minuten lang kochen.
3. Eine große Pfanne auf hoher Stufe erhitzen. Die Zwiebel in die Pfanne geben und bei mittlerer Hitze 15 Minuten lang anbraten. Jeweils 1 Esslöffel Wasser hinzufügen, damit die Zwiebel nicht an der Pfanne kleben bleibt. Den Knoblauch hinzufügen und weitere 3 bis 4 Minuten braten. Kreuzkümmel, Piment, Koriander, zerstoßene rote Paprikaflocken und Tomatenmark hinzugeben und 3 Minuten weiter kochen. Die frischen Tomaten hinzufügen und 15 Minuten bei mittlerer Hitze kochen, bis die Tomaten anfangen zu zerfallen. Mit Salz würzen.
4. Die Linsen, die gekochten Makkaroni, den Reis, die Tomatenmischung und den braunen Reisessig in einer großen Schüssel mischen und servieren.

Nährwertangaben pro Portion:
Kalorien: 203, Kohlenhydrate: 42.34g, Protein: 6.46g, Fett: 1.48g, Ballaststoffe: 3.6g, Zucker: 4.72g, Natrium: 401mg, Cholesterin: 0mg

Mexikanischer Bohnen-Reis-Auflauf

Vorbereitungszeit: 15 Minuten, **Kochzeit:** 40 Minuten, **Portionen:** 4

ZUTATEN:
- 3 Knoblauchzehen, geschält und gehackt
- 1 große gelbe Zwiebel, geschält und gewürfelt
- 1 rote Paprika, entkernt und gewürfelt
- 1 Esslöffel Kreuzkümmelsamen, geröstet und gemahlen
- 2 Teelöffel Ancho-Chili-Pulver
- 2 Tassen gekochter brauner Reis
- 2 Tassen gekochte schwarze Bohnen oder eine 425-g-Dose (15 Unzen), abgetropft und ausgespült
- 1 Charge No-Cheese-Sauce
- Gehackter Koriander
- 3 Ähren Mais, Kerne entfernt (etwa 2 Tassen)
- 2 mittelgroße Zucchini, in ½-Zoll-Würfel geschnitten

RICHTLINIEN:
1. Den Backofen auf 180 Grad vorheizen.
2. Zwiebel und rote Paprika in einen großen Topf geben und 7 bis 8 Minuten bei mittlerer Hitze anbraten, bis die Zwiebel anfängt, braun zu werden. Jeweils 1 Esslöffel Wasser hinzufügen, damit das Gemüse nicht an der Pfanne kleben bleibt. Den Knoblauch hinzufügen und 4 Minuten lang kochen. Kreuzkümmel und Chilipulver einrühren und weitere 30 Sekunden kochen. Vom Herd nehmen. Den gekochten Reis, die schwarzen Bohnen, die Zucchini, den Mais und die No-Cheese-Sauce mischen.
3. Die Mischung in eine Auflaufform löffeln. 25 Minuten lang backen, bis es sprudelt. Mit dem Koriander garniert servieren.

Nährwertangaben pro Portion:
Kalorien: 205, Kohlenhydrate: 42.41g, Protein: 6.81g, Fett: 2.17g, Ballaststoffe: 5.3g, Zucker: 6.22g, Natrium: 29mg, Cholesterin: 0mg

Perlgraupen-Risotto mit Pilzen

Vorbereitungszeit: 15 Minuten, **Kochzeit:** 50 Minuten, **Portionen:** 3 bis 4

ZUTATEN:

- 1 Unze (28 g) getrocknete Steinpilze, 30 Minuten lang in 1 Tasse abgekochtem Wasser eingeweicht
- 3 große Schalotten, geschält und fein gewürfelt
- 8 Unzen (227 g) Cremini-Pilze, in Scheiben geschnitten
- 2 Salbeiblätter, gehackt
- 3 Knoblauchzehen, geschält und gehackt
- 1½ Tassen Perlgraupen
- ½ Tasse (120 ml) trockener Weißwein
- 3 bis 4 Tassen (720-960 ml) natriumarme Gemüsebrühe
- ¼ Tasse Nährhefe, optional
- Salz und frisch gemahlener schwarzer Pfeffer

RICHTLINIEN:

1. Die Steinpilze abtropfen lassen und die Flüssigkeit aufbewahren. Die Pilze fein hacken und beiseite stellen.
2. Die Schalotten in einen Topf geben und bei mittlerer Hitze 4 bis 5 Minuten anbraten. Jeweils 1 Esslöffel Wasser hinzufügen, damit die Schalotten nicht an der Pfanne kleben bleiben. Die Cremini-Pilze zugeben und weitere 5 Minuten braten. Die Pilze durch Zugabe von wenig Wasser bräunen lassen. Salbei, Gerste, Knoblauch und Weißwein hinzugeben und 1 Minute lang kochen lassen.
3. 2 Tassen Gemüsebrühe und 1 Tasse der reservierten Steinpilzeinweichflüssigkeit hinzufügen und bei starker Hitze zum Kochen bringen.
4. Die Hitze auf mittlere Stufe reduzieren und zugedeckt 25 Minuten kochen. Die gehackten Steinpilze und die Nährhefe einrühren. Mit Salz und Pfeffer würzen und sofort servieren.

Nährwertangaben pro Portion:

Kalorien: 421, Kohlenhydrate: 77.54g, Protein: 19.06g, Fett: 5.13g, Ballaststoffe: 16g, Zucker: 6.53g, Natrium: 826mg, Cholesterin: 9mg

Kapitel 6: Gemüse

Gebackene Gurken mit gefüllten Tomaten

Vorbereitungszeit: 15 Minuten, **Kochzeit:** 45 Minuten, **Portionen:** 4

ZUTATEN:
- 4 große Tomaten (etwa 2 Pfund)
- 2 Staudensellerie, klein gewürfelt und abgespült
- 1 mittelgroße Salatgurke, klein gewürfelt
- 3 Ähren Mais, geschält (etwa 1½ Tassen)
- 1 Tasse Bulgur, gekocht in 2 Tassen (480 ml) Gemüsebrühe oder natriumarmer Gemüsebrühe
- ½ Tasse fein gehackter Salbei
- 3 Knoblauchzehen, zerdrückt und ohne Haut
- 2 Esslöffel Erdnussbutter
- 2 Teelöffel gerösteter Sesam
- Salz und frisch gemahlener schwarzer Pfeffer nach Geschmack

RICHTLINIEN:
1. Den Backofen auf 350°F(180ºC) vorheizen.
2. Die Köpfe der Tomaten abschneiden und das Fruchtfleisch aushöhlen, sodass eine ½-Zoll-Wand übrig bleibt. Die Tomaten beiseite stellen, während Sie die Füllung zubereiten.
3. Den Sellerie in einen großen Topf geben und bei mittlerer Hitze 7 bis 8 Minuten anbraten. Den Knoblauch hinzufügen und 3 Minuten länger kochen. Gurke und Mais unterrühren und 5 Minuten lang kochen. Den gekochten Bulgur, Salbei, Erdnussbutter und Sesam hinzugeben. Mit Salz und Pfeffer würzen. Vom Herd nehmen.
4. Die Bulgurmischung auf die vorbereiteten Tomaten verteilen und in einer Auflaufform anrichten. Die Form mit Alufolie abdecken und 30 Minuten lang backen.

Nährwertangaben pro Portion:
Kalorien: 151, Eiweiß: 5,78g, Fett: 1,43g, Kohlenhydrate: 33,68g, Ballaststoffe: 6,4g, Zucker: 10,32g, Natrium: 29mg, Cholesterin: 0mg

Gebackener Kartoffelauflauf

Vorbereitungszeit: 15 Minuten, **Kochzeit:** 1 Stunde, **für:** 6, oder 8 als Beilage

ZUTATEN:

- 2 große gelbe Zwiebeln, geschält und in dünne Ringe geschnitten
- 6 mittelgroße festkochende Kartoffeln (ca. 2 Pfund, 907 g), geschält und in dünne Scheiben geschnitten
- 2 Chargen No-Cheese-Sauce
- Spanisches Paprikapulver nach Geschmack
- 4 Esslöffel Schnittlauch
- Salz und frisch gemahlener schwarzer Pfeffer

RICHTLINIEN:

1. Die Zwiebeln in eine große Pfanne geben und 10 Minuten bei mittlerer Hitze unter häufigem Rühren anbraten, bis sie braun sind. Jeweils 1 Esslöffel Wasser hinzufügen, damit die Zwiebeln nicht an der Pfanne kleben bleiben.
2. Einen großen Topf mit Salzwasser zum Kochen bringen. Die Kartoffeln hineingeben und 3 Minuten lang kochen. Abgießen und beiseite stellen.
3. Den Backofen auf 180°C (350°F) vorheizen.
4. Die Hälfte der Pellkartoffeln auf dem Boden einer Auflaufform verteilen. Mit Salz und Pfeffer würzen. Die Hälfte der No-Cheese-Sauce auf den Kartoffeln verteilen, dann die Hälfte der Zwiebeln über die Sauce streuen. Den Vorgang mit den restlichen Kartoffeln wiederholen. Mit Paprikapulver bestreuen und 35 bis 45 Minuten backen, bis der Auflauf Blasen wirft. Die Kasserolle aus dem Ofen nehmen und 10 Minuten lang ruhen lassen. Mit dem Schnittlauch garnieren und servieren.

Nährwertangaben pro Portion:
Kalorien: 129, Kohlenhydrate: 29.29g, Protein: 3.47g, Fett: 0.21g, Ballaststoffe: 3.9g, Zucker: 1.76g, Natrium: 20mg, Cholesterin: 0mg

Buchweizen mit Kartoffeln und Grünkohl

Vorbereitungszeit: 15 Minuten, **Kochzeit:** 20 Minuten, **Portionen:** 4-6

ZUTATEN:
- 1 Esslöffel Kokosnussöl
- ½ Tasse Buchweizengrütze
- 2 Tassen gewürfelte Süßkartoffeln
- 2 Tassen gehackter Grünkohl, gründlich gewaschen und entstielt
- 1 gelbe Zwiebel, gewürfelt
- 2 Knoblauchzehen, gehackt
- 2 Teelöffel gemahlener Kreuzkümmel
- 1 Tasse Linsen, abgespült
- 6 Tassen Gemüsebrühe
- 1 Teelöffel Salz
- ½ Teelöffel frisch gemahlener schwarzer Pfeffer

RICHTLINIEN:
1. Kokosöl in einen großen Topf geben und bei mittlerer Hitze schmelzen. Süßkartoffeln, Zwiebel, Knoblauch und Kreuzkümmel einrühren. 5 Minuten sautieren.
2. Die Buchweizengrütze, die Linsen, die Gemüsebrühe, das Salz und den Pfeffer einrühren. Zum Kochen bringen. Die Hitze auf Köcheln reduzieren und den Topf abdecken. Kochen, bis die Süßkartoffeln, der Buchweizen und die Linsen weich sind, etwa 15 Minuten.
3. Den Topf vom Herd nehmen. Den Grünkohl unterrühren, um ihn zu vermengen. Den Topf abdecken und 5 Minuten ziehen lassen, dann servieren.

Nährwertangaben pro Portion:
Kalorien: 427, Gesamtfett: 7g, Gesamtkohlenhydrate: 69g, Zucker: 4g, Ballaststoffe: 21g, Eiweiß: 24g, Natrium: 944mg, Cholesterin: 0mg

Gratin mit Butternusskürbis, Linsen und Spinat

Vorbereitungszeit: 15 Minuten, **Kochzeit:** 20 Minuten, **Portionen:** 4-6

ZUTATEN:
- 1 Esslöffel Kokosnussöl
- 2 Knoblauchzehen, gehackt
- 1 Zwiebel, geschält und gewürfelt
- 1 kleiner Butternusskürbis, geschält, entkernt und in ½-Zoll-Würfel geschnitten
- 4 Tassen verpackter Spinat
- 1 (15 Unzen, 425 g) Dose Linsen, abgetropft und abgespült
- 1 Teelöffel Salz
- ½ Teelöffel frisch gemahlener schwarzer Pfeffer
- 1 Dose Kokosnussmilch (13,5 Unzen, 383 g)
- 1½ bis 2 Tassen (360 ml bis 480 ml) Gemüsebrühe
- ¼ Tasse gehackte frische Petersilie
- ½ Tasse gehackte, geröstete Walnüsse
- 2 Esslöffel gehackter frischer Salbei

RICHTLINIEN:
1. Den Backofen auf 375°F (190ºC) vorheizen.
2. Das Kokosöl in einer großen ofenfesten Pfanne bei starker Hitze schmelzen. Den Knoblauch und die Zwiebel hinzufügen. 3 Minuten lang anbraten.
3. Den Butternusskürbis, Salz, Spinat und Pfeffer hinzufügen. Weitere 3 Minuten sautieren.
4. Die Kokosnussmilch und gerade so viel Gemüsebrühe einrühren, dass der Kürbis bedeckt ist. Die Flüssigkeit zum Kochen bringen.
5. Petersilie, Linsen und Salbei hinzufügen. Umrühren und kombinieren.
6. Die Pfanne in den vorgeheizten Ofen schieben und den Auflauf 15 bis 20 Minuten backen, bis der Kürbis weich ist.
7. Die Kasserolle auf einen Teller geben und mit den Walnüssen garniert servieren.

Nährwertangaben pro Portion:
Kalorien: 502, Kohlenhydrate insgesamt: 47g, Eiweiß: 20g, Gesamtfett: 37g, Zucker: 9g, Ballaststoffe: 16g, Natrium: 634mg, Cholesterin: 0mg

Lasagne mit Blumenkohl, Spinat und Süßkartoffeln

Vorbereitungszeit: 20 Minuten, **Kochzeit:** 1½ Stunden, **Portionen:** 6 bis 8

ZUTATEN:
- 12 Tassen Spinat (etwa 2 Pfund, 907 g)
- 2 bis 3 große Süßkartoffeln (etwa 2 Pfund, 907 g), geschält und in ½-Zoll-Ringe geschnitten
- 2 große Köpfe Blumenkohl, in Röschen geschnitten
- ¼ Tasse Pinienkerne, geröstet
- Ungesüßte reine Mandelmilch, je nach Bedarf
- 3 Esslöffel Nährhefe, wahlweise
- ½ Teelöffel gemahlene Muskatnuss
- 1½ Teelöffel Salz
- 1 große gelbe Zwiebel, geschält und klein gewürfelt
- 4 Knoblauchzehen, geschält und gehackt
- 1 Esslöffel gehackter Thymian
- ½ Tasse fein gehacktes Basilikum
- 12 Unzen (340 g) Vollkorn-Lasagne-Nudeln, gekocht, abgetropft und abgespült, bis sie abgekühlt sind
- Salz und frisch gemahlener schwarzer Pfeffer

RICHTLINIEN:
1. Die Süßkartoffeln in einen Dämpfkorb geben und 6 Minuten lang dämpfen, bis sie weich, aber nicht matschig sind. Abspülen, bis sie abgekühlt sind, dann abtropfen lassen und beiseite stellen.
2. Den Blumenkohl 6 bis 8 Minuten lang dämpfen, bis er sehr zart ist. Blumenkohl und Pinienkerne in einen Mixer geben und cremig pürieren, bei Bedarf Mandelmilch hinzufügen. Das Püree in eine große Schüssel geben und die Muskatnuss, die Nährhefe und das Salz einrühren. Beiseite stellen.
3. Die Zwiebel in eine große Pfanne geben und 10 Minuten bei mittlerer Hitze anbraten. Jeweils 1 Esslöffel Wasser hinzufügen, damit die Zwiebel nicht an der Pfanne kleben bleibt. Thymian, Knoblauch, Basilikum und Spinat hinzufügen und 4 bis 5 Minuten kochen, bis der Spinat welk wird. Mit dem Blumenkohlpüree vermengen und gut durchmischen. Mit zusätzlichem Salz und Pfeffer würzen.
4. Den Backofen auf 180°C (350°F) vorheizen.
5. 1 Tasse der Blumenkohlmischung auf den Boden einer Auflaufform geben. Eine Schicht Lasagne-Nudeln hinzufügen. Eine Schicht Süßkartoffeln auf die Nudeln legen. Eine weitere Schicht der Blumenkohlmischung über die Süßkartoffeln gießen. Mit einer weiteren Schicht Nudeln bedecken, gefolgt von einer Schicht Süßkartoffeln. Eine weitere Schicht Blumenkohlmischung darüber geben. Mit einer letzten Schicht Nudeln und der restlichen Blumenkohlsauce bedecken. Mit Alufolie abdecken und 30 Minuten

lang backen. Den Deckel abnehmen und weitere 15 Minuten backen, bis der Auflauf heiß ist und Blasen wirft. Vor dem Servieren 15 Minuten beiseite stellen.

Nährwertangaben pro Portion:
Kalorien: 152, Kohlenhydrate: 23.72g, Protein: 7.29g, Fett: 4.74g, Ballaststoffe: 8.5g, Zucker: 5.84g, Natrium: 890mg, Cholesterin: 6mg

Blumenkohl-Sahne-Nudeln mit Minze

Vorbereitungszeit: 15 Minuten, **Kochzeit:** 30 Minuten, **Portionen:** 4

ZUTATEN:

- 1 mittlerer Blumenkohlkopf, in Röschen geschnitten
- 2 Tassen (480 ml) Gemüsebrühe, oder natriumarme Gemüsebrühe
- 1 Zucchini, geschält und gewürfelt
- 1 kleiner Eichelkürbis, geschält, halbiert, entkernt und in ½-Zoll-Würfel geschnitten
- 1 Pfund (450 g) Vollkorn-Penne, nach Packungsanweisung gekocht, abgetropft und warm gehalten
- 1 mittelgroße rote Paprika, entkernt und gewürfelt
- 3 Knoblauchzehen, zerdrückt und ohne Haut
- 3 Zweige gehackte Minze
- Salz und frisch gemahlener schwarzer Pfeffer nach Geschmack

RICHTLINIEN:

1. In einem mittelgroßen Topf den Blumenkohl und die Gemüsebrühe mischen und zum Kochen bringen. Bei mittlerer Hitze 10 Minuten kochen, oder bis der Blumenkohl sehr weich ist. Vom Herd nehmen, den Topf entfernen und in einer Küchenmaschine verarbeiten, bis die Masse glatt und cremig ist. Beiseite stellen.
2. Zucchini und rote Paprika in einen großen Topf geben und 7 bis 8 Minuten bei mittlerer Hitze anbraten. Jeweils 1 bis 2 Esslöffel Wasser hinzugeben, damit das Gemüse nicht an der Pfanne kleben bleibt. Knoblauch, Minze und Kürbis mit dem Schneebesen einrühren und 5 bis 6 Minuten kochen, bis der Kürbis weich ist. Das Blumenkohlpüree und die gekochten Nudeln dazugeben und alles gut durchmischen. Nach Belieben mit Salz und Pfeffer bestreuen.

Nährwertangaben pro Portion:
Kalorien: 232, Eiweiß: 10.64g, Fett: 2.1g, Kohlenhydrate: 47,43g, Ballaststoffe: 7,8g, Zucker: 7,02g, Natrium: 543mg, Cholesterin: 105mg

Gegrillter Blumenkohl mit pikanter Linsensoße

Vorbereitungszeit: 15 Minuten, **Kochzeit:** 1,5 Stunden, **für alle:** 4

ZUTATEN:
- 2 mittelgroße Köpfe Blumenkohl
- 2 mittelgroße Schalotten, geschält und gehackt
- ½ Tasse grüne Linsen, abgespült
- 2 Tassen (480 ml) natriumarme Gemüsebrühe
- Gehackte Petersilie
- 1 Knoblauchzehe, geschält und gehackt
- ½ Teelöffel gehackter Salbei
- ½ Teelöffel gemahlener Fenchel
- ½ Teelöffel zerstoßene rote Pfefferflocken
- Salz und frisch gemahlener schwarzer Pfeffer

RICHTLINIEN:
1. Jeden Blumenkohlkopf durch den Strunk hindurch halbieren und dann jede Hälfte so zurechtschneiden, dass ein etwa 1 cm dickes Schnitzel entsteht. Legen Sie jedes Stück auf ein Backblech. Heben Sie die überzähligen Blumenkohlröschen für andere Zwecke auf.
2. Die Schalotten in einen mittelgroßen Topf geben und bei mittlerer Hitze 10 Minuten lang anbraten. Jeweils 1 Esslöffel Wasser hinzufügen, damit die Schalotten nicht an der Pfanne kleben bleiben. Knoblauch, Fenchel, Salbei, zerstoßene rote Paprikaflocken und Linsen hinzufügen und 3 Minuten kochen lassen. Die Gemüsebrühe hinzugeben und die Mischung bei starker Hitze zum Kochen bringen. Die Hitze auf mittlere Stufe reduzieren und zugedeckt 45 bis 50 Minuten kochen lassen. Nach Bedarf Wasser hinzufügen, damit die Mischung nicht austrocknet.
3. Die Linsenmischung mit einem Stabmixer pürieren. Das Püree gegebenenfalls wieder in die Pfanne geben und mit Salz und Pfeffer abschmecken. Warm halten.
4. Bereiten Sie den Grill vor.
5. Den Blumenkohl auf den Grill legen und auf jeder Seite etwa 7 Minuten garen.
6. Den gegrillten Blumenkohl auf einem Teller anrichten und die Sauce darüber löffeln. Mit gehackter Petersilie garnieren und servieren.

Nährwertangaben pro Portion:
Kalorien: 79, Kohlenhydrate: 15.95g, Protein: 5.29g, Fett: 1.03g, Ballaststoffe: 4.3g, Zucker: 6.57g, Natrium: 120mg, Cholesterin: 0mg

Gesunde doppelt gebackene Kartoffeln

Vorbereitungszeit: 15 Minuten, **Kochzeit:** 2 Stunden, **für alle:** 6

ZUTATEN:
- 6 große rostrote Kartoffeln, geschrubbt
- 1 mittelgroße gelbe Zwiebel, geschält und klein gewürfelt
- 1 rote Paprika, entkernt und klein gewürfelt
- Eine 340-g-Packung (12 Unzen) extra-fester Seidentofu, abgetropft
- ½ Tasse gehackte grüne Zwiebel (weiße und grüne Teile)
- 1 Jalapeño-Schote, entkernt und gehackt
- 2 Knoblauchzehen, geschält und gehackt
- 1 Esslöffel Kreuzkümmelsamen, geröstet und gemahlen
- 2 Teelöffel Ancho-Chili-Pulver
- 3 Ähren Mais, Kerne entfernt (etwa 2 Tassen)
- ½ Tasse gehackter Koriander
- ¼ Tasse Nährhefe, optional
- 2 Tassen gekochte schwarze Bohnen, abgetropft und abgespült
- 1 Teelöffel Salz

RICHTLINIEN:
1. Den Backofen auf 180 Grad vorheizen.
2. Jede Kartoffel mit einer Gabel einstechen, damit sie beim Backen Dampf abgibt. Die Kartoffeln auf ein Backblech legen und 60 bis 75 Minuten backen. Auskühlen lassen, bis sie sich gut verarbeiten lassen.
3. Zwiebel und rote Paprika in eine große Pfanne geben und 7 bis 8 Minuten bei mittlerer Hitze anbraten. Jeweils 1 Esslöffel Wasser hinzufügen, damit das Gemüse nicht an der Pfanne kleben bleibt. Jalapeño-Pfeffer, Kreuzkümmel, Knoblauch und Chilipulver hinzufügen und eine weitere Minute anbraten. Den Mais, das Salz, die schwarzen Bohnen, den Koriander und die Nährhefe hinzufügen und gut vermischen. Vom Herd nehmen.
4. Den Seidentofu im Mixer pürieren. Den pürierten Tofu zu der Gemüsemischung in der Pfanne geben und gut vermengen.
5. Jede Kartoffel der Länge nach halbieren und das Fruchtfleisch aushöhlen, so dass eine ¼-Zoll-dicke Schale übrig bleibt. Das Fruchtfleisch aufbewahren. Die Gemüsefüllung gleichmäßig auf die Kartoffelhälften verteilen. Die gefüllten Kartoffeln auf ein Backblech legen und 30 Minuten lang backen. Mit den gehackten grünen Zwiebeln garnieren und servieren.

Nährwertangaben pro Portion:
Kalorien: 428, Kohlenhydrate: 83.12g, Protein: 19.17g, Fett: 4.59g, Ballaststoffe: 8.1g, Zucker: 6.7g, Natrium: 777mg, Cholesterin: 0mg

Linsen und Auberginen-Moussaka

Vorbereitungszeit: 15 Minuten, **Kochzeit:** 2 Stunden, **Portionen:** 6 bis 8

ZUTATEN:
FÜR DIE LINSEN:
- 2 Tassen grüne Linsen, abgespült
- 4 Knoblauchzehen, geschält und gehackt
- 2 mittelgroße gelbe Zwiebeln, geschält und klein gewürfelt
- ¼ Tasse (60 ml) Tomatenmark
- 1 Teelöffel gemahlener Zimt
- 1 Teelöffel gemahlener Piment
- Salz

FÜR DIE AUBERGINEN:
- 2 große Auberginen, entstielt und in ½-Zoll-Scheiben geschnitten
- 3 Esslöffel natriumarme Sojasauce
- ¼ Tasse (60 ml) natriumarme Gemüsebrühe

FÜR DIE PUDDINGSCHICHT:
- 2 große gelbe Zwiebeln, geschält und grob gewürfelt
- 1 große rote Paprikaschote, entkernt und grob gewürfelt
- ¼ Tasse Cashewnüsse, geröstet
- 2 Esslöffel Tahini
- 2 Esslöffel Pfeilwurzelpulver
- 1 Teelöffel gemahlene Muskatnuss
- ½ Tasse Nährhefe
- Salz oder natriumarme Sojasauce

RICHTLINIEN:
UM DIE LINSENSCHICHT HERZUSTELLEN:
1. Linsen in einen mittelgroßen Topf geben und so viel Wasser hinzufügen, dass sie 5 cm bedeckt sind. Bei starker Hitze zum Kochen bringen. Die Hitze auf mittlere Stufe reduzieren und zugedeckt 40 Minuten kochen, bis die Linsen weich sind. Das überschüssige Wasser abgießen und die Linsen beiseite stellen.
2. Die Zwiebeln in einen großen Topf geben und 6 Minuten bei mittlerer Hitze anbraten. Jeweils 1 Esslöffel Wasser hinzufügen, damit die Zwiebeln nicht an der Pfanne kleben bleiben. Den Knoblauch hinzufügen und 3 Minuten lang kochen. Zimt, Tomatenmark und Piment hinzugeben und 1 Minute lang kochen. Die Linsen und die Zwiebelmischung mischen und mit Salz abschmecken. Beiseite stellen.

UM DIE AUBERGINEN ZUZUBEREITEN:
1. Den Backofen auf 180 Grad vorheizen.
2. Die Sojasauce in einer kleinen Schüssel mit der Gemüsebrühe vermischen und beiseite stellen.

3. Ein Backblech mit Pergamentpapier auslegen. Die Auberginenscheiben auf das Pergamentpapier legen (nicht überlappen) und jedes Stück mit der Sojasoßenmischung bestreichen. Die Auberginen etwa 15 Minuten lang backen, bis sie weich sind.

UM DIE PUDDINGSCHICHT HERZUSTELLEN:

1. Zwiebeln, Cashewnüsse, rote Paprika, Tahini, Salz, Muskatnuss und Pfeilwurzelpulver in einen Mixer geben und cremig pürieren. Die Nährhefe hinzufügen und verarbeiten, bis alles gut vermischt ist, dabei die Seiten mit einem Spatel abkratzen.

UM DIE KASSEROLLE ZUSAMMENZUSTELLEN:

1. Die Hälfte der Linsenmischung auf den Boden einer Auflaufform geben. Die Hälfte der Auberginen auf den Linsen verteilen. Mit den restlichen Linsen bedecken, dann den Rest der Auberginen. Mit der Puddingmischung bedecken.
2. 45 bis 50 Minuten backen, bis der Auflauf heiß ist und Blasen wirft.

Nährwertangaben pro Portion:

Kalorien: 254, Kohlenhydrate: 31.72g, Protein: 14.87g, Fett: 9.53g, Ballaststoffe: 8.9g, Zucker: 9.45g, Natrium: 680mg, Cholesterin: 0mg

Kapitel 7: Suppe und Eintopf

Kartoffelsuppe mit Thai-Basilikum

Vorbereitungszeit: 15 Minuten, **Kochzeit:** 25 Minuten, **Portionen:** 4

ZUTATEN:
- 4 Tassen (1L) Gemüsebrühe oder natriumarme Gemüsebrühe
- Eine Dose (400 g) leichte Kokosmilch (14 Unzen)
- 3 Schalotten, geschält und in dünne Scheiben geschnitten
- 2 Kartoffeln, geschält und gewürfelt
- 1 Kopf Baby-Bok Choy, in dünne Scheiben geschnitten
- 1 kleine Salatgurke, geschält und gewürfelt
- 1 Tasse schwarze Bohnen
- 1 Stängel Zitronengras, in 1-Zoll-Stücke geschnitten
- 2 Esslöffel rote Thai-Curry-Paste
- 3 Esslöffel natriumarme Sojasauce
- Schale und Saft von 2 Zitronen
- 5 Knoblauchzehen, zerdrückt
- ¼ Tasse gehacktes Thai-Basilikum
- 2 rote Thai-Chilis, in dünne Scheiben geschnitten
- Frische Petersilie

RICHTLINIEN:
1. Gemüsebrühe, Knoblauch, Zitronengras, Currypaste, Sojasauce, Zitronenschale und -saft sowie Kokosmilch in einen großen Topf geben.
2. Den Topf bei starker Hitze zum Kochen bringen. Schalotten, Kartoffeln, Bok Choy und Gurke hinzufügen.
3. Die Hitze auf mittlere bis niedrige Stufe reduzieren und kochen, bis das Gemüse weich ist, etwa 25 Minuten.
4. Den Ingwer und das Zitronengras entfernen und die schwarzen Bohnen, das Basilikum und die Chilischoten unterrühren. Mit Petersilie garnieren und servieren.

Nährwertangaben pro Portion:
Kalorien: 169, Eiweiß: 13,33g, Fett: 2,65g, Kohlenhydrate: 29,97g, Ballaststoffe: 9,5g, Zucker: 15,78g, Natrium: 621mg, Cholesterin: 0mg

Spargel-Zwiebel-Hirse-Eintopf

Vorbereitungszeit: 15 Minuten, **Kochzeit:** 45 Minuten, **Portionen:** 4 bis 6

ZUTATEN:

- 5 bis 6 Tassen (1180mL-1410mL) Gemüsebrühe oder natriumarme Gemüsebrühe
- 1 Tasse Hirse
- 1 großer Blumenkohlkopf, in große Röschen geschnitten
- Eine 430-g-Dose Spargel, gewürfelt (14,5 Unzen)
- 1 große Zwiebel, geschält und in ¾-Zoll-Stücke geschnitten
- 2 große Zucchini, gewürfelt
- 1 Teelöffel gemahlene Muskatnuss
- 2 Esslöffel geriebener Ingwer
- 3 Zweige Minze
- 3 Knoblauchzehen, zerdrückt und ohne Haut
- Salz und frisch gemahlener schwarzer Pfeffer nach Geschmack
- ½ Tasse gehackter Dill

RICHTLINIEN:

1. Gemüsebrühe, Muskatnuss, Ingwer und Minze in einem kleinen Topf vermischen und 15 Minuten bei mittlerer Hitze köcheln lassen. Vom Herd nehmen, die Gewürze entsorgen und beiseite stellen.
2. Zwiebel und Zucchini in einen großen Topf geben und 8 bis 10 Minuten bei mittlerer Hitze anbraten, bis das Gemüse weich ist und zu bräunen beginnt. Jeweils 1 bis 2 Esslöffel Wasser hinzugeben, damit das Gemüse nicht an der Pfanne kleben bleibt. Den Knoblauch einrühren und eine weitere Minute kochen lassen. Die vorbereitete Gemüsebrühe, Hirse, Blumenkohl und Spargel einrühren und bei starker Hitze zum Kochen bringen. Die Hitze auf mittlere Stufe reduzieren und zugedeckt 12 bis 15 Minuten köcheln lassen, bis der Blumenkohl und die Hirse weich sind. Mit Salz abschmecken und weitere 5 Minuten köcheln lassen.
3. Mit Dill garniert servieren.

Nährwertangaben pro Portion:
Kalorien: 224, Eiweiß: 7.27g, Fett: 3.37g, Kohlenhydrate: 42,53g, Ballaststoffe: 6,5g, Zucker: 6,92g, Natrium: 621mg, Cholesterin: 0mg

Schwarze Bohnen-Gemüse-Suppe mit Limetten-Salsa

Vorbereitungszeit: 15 Minuten, **Kochzeit:** 45 Minuten, **Portionen:** 4

ZUTATEN:
- 2 Schalotten, gewürfelt
- 2 Möhren, gewürfelt
- 3 Stangen Schnittlauch, gewürfelt
- 2 rote Paprikaschoten, gewürfelt
- 3 Knoblauchzehen, fein gehackt
- 2 entkernte rote Chilischoten
- ½ Bund Koriander
- 1 Lorbeerblatt
- 1 Esslöffel getrockneter Oregano
- 1 Esslöffel frisch gemahlener schwarzer Pfeffer
- ½ Esslöffel Basilikum
- 2 Dosen (15 Unzen) schwarze Bohnen, abgetropft und ausgespült
- 1 Liter kochendes Wasser
- 1 Estragon, fein gehackt
- ½ kleine Salatzwiebel, fein gehackt
- Frischer Saft von ½ Limette

RICHTLINIEN:
1. Zunächst die Blätter und Stängel des Korianders entfernen. Die Stiele und Blätter fein hacken. Beiseite stellen
2. 3 Esslöffel Wasser in einen großen Kochtopf geben. Karotten, Schalotten, Paprika, Knoblauch, rote Chilischoten, Koriander, schwarzen Pfeffer, Oregano, Lorbeer, Basilikum und Estragon hinzugeben. Mischen, bis alles gut vermischt ist. Decken Sie die Pfanne mit einem Deckel ab und lassen Sie das Gemüse etwa 10 Minuten lang kochen. Dabei immer wieder umrühren.
3. Die schwarzen Bohnen und das kochende Wasser in den Kochtopf geben und weiter rühren.
4. Den Deckel vom Topf abnehmen und die Flamme reduzieren. Die Suppe 30 Minuten lang kochen lassen.
5. Während die Suppe kocht, bereiten Sie die Limetten-Salsa zu. Dazu vermengen Sie die Tomaten, die Salatzwiebeln und die Korianderblätter in einer kleinen Schüssel. Drücken Sie den frischen Limettensaft hinein.
6. Die Suppe in flache Schalen füllen und mit der Limettensalsa garnieren.

Nährwertangaben pro Portion:
Kalorien: 287, Fett: 2.4g, Eiweiß: 17.2g, Kohlenhydrate: 53,9g, Ballaststoffe: 3,6g, Zucker: 5,1g, Natrium: 310mg, Cholesterin: 0mg

Einfache Hühner-Nudelsuppe

Vorbereitungszeit: 15 Minuten, **Kochzeit:** 1 Stunde, **für alle:** 12

ZUTATEN:

- 6 Unzen (170 g) breite Vollkorn-Eiernudeln
- 3 Stangen Staudensellerie, gewürfelt
- 2 Esslöffel Avocadoöl
- 1 mittelgroße Zwiebel, gewürfelt
- 3 Pfund (1,4 kg) Hühnerbrüste mit Knochen (etwa 3)
- 1 Teelöffel koscheres Salz
- ¼ Teelöffel frisch gemahlener schwarzer Pfeffer
- 2 Teelöffel gehackter Knoblauch
- 5 große Möhren, geschält und in ¼-Zoll-dicke Scheiben geschnitten
- 4 Tassen (960 ml) Hühnerbrühe
- 4 Tassen (960 ml) Wasser
- 2 Esslöffel Sojasauce

RICHTLINIEN:

1. Den elektrischen Schnellkochtopf auf die Einstellung Sauté stellen. Wenn der Topf heiß ist, das Avocadoöl hineingießen.
2. 3 bis 5 Minuten lang Sellerie, Zwiebel, Salz und Pfeffer anbraten.
3. Den Knoblauch und die Karotten hinzugeben und umrühren, um sie gut zu vermischen. Drücken Sie Abbrechen.
4. Das Hähnchen mit der Fleischseite nach unten in den Topf geben. Das Wasser, die Brühe und die Sojasauce hinzufügen. Schließen Sie den Deckel des Schnellkochtopfs. Stellen Sie das Ventil auf Dichtheit.
5. 20 Minuten bei hohem Druck kochen.
6. Sobald der Garvorgang abgeschlossen ist, drücken Sie auf Abbrechen und lassen Sie den Druck schnell ab. Entriegeln Sie den Deckel und nehmen Sie ihn ab.
7. Die Hühnerbrüste mit einer Zange auf ein Schneidebrett legen. Sauté/More drücken und die Suppe zum Kochen bringen.
8. Die Nudeln dazugeben und 5 Minuten kochen, bis die Nudeln bissfest sind.
9. Während die Nudeln kochen, das Hühnerfleisch mit zwei Gabeln zerkleinern. Das Fleisch zurück in den Topf geben und die Knochen aufbewahren.
10. Nach Belieben mit zusätzlichem Pfeffer würzen und servieren.

Nährwertangaben pro Portion:
Kalorien: 330, Kohlenhydrate: 17g, Eiweiß: 32g, Gesamtfett: 15g, Zucker: 3g, Ballaststoffe: 4g, Natrium: 451mg, Cholesterin: 92mg

Einfache Kürbissuppe mit knusprigen Kichererbsen

Vorbereitungszeit: 10 Minuten, **Kochzeit:** 20 Minuten, **Portionen:** 4

ZUTATEN:

- 1 (425 g) Dose Kichererbsen mit niedrigem Natriumgehalt, abgetropft und abgespült
- ¼ Teelöffel geräucherter Paprika
- 3 mittelgroße Zucchini, grob gewürfelt
- 3 Tassen natriumarme Gemüsebrühe
- ½ Zwiebel, gewürfelt
- 3 Knoblauchzehen, gehackt
- 2 Esslöffel fettarmer griechischer Joghurt
- Frisch gemahlener schwarzer Pfeffer
- 1 Teelöffel natives Olivenöl extra, plus 1 Esslöffel.
- Prise Salz, plus ½ Teelöffel.

RICHTLINIEN:

1. Den Backofen auf 425°F(220°C) vorheizen. Das Backblech mit Pergamentpapier auslegen.
2. In einer mittelgroßen Rührschüssel die Kichererbsen mit 1 Teelöffel Olivenöl, geräuchertem Paprika und einer Prise Salz vermischen und umrühren, bis alles gut vermengt ist. Auf das vorbereitete Backblech geben und etwa 20 Minuten knusprig backen, dabei einmal umrühren. Beiseite stellen.
3. Gleichzeitig in einem mittelgroßen Topf den restlichen 1 Esslöffel Öl bei mittlerer Hitze erhitzen.
4. Zucchini, Brühe, Zwiebeln und Knoblauch in den Topf geben und zum Kochen bringen. Die Hitze reduzieren und etwa 20 Minuten kochen, bis die Zucchini und Zwiebeln weich sind.
5. Die Suppe in einem Mixerglas oder mit einem Stabmixer pürieren. Zurück in den Topf geben.
6. Joghurt, den restlichen ½ Teelöffel Salz und Pfeffer hinzugeben und gut vermengen. Mit den gerösteten Kichererbsen garnieren und servieren.

Nährwertangaben pro Portion:
Kalorien: 188, Gesamtfett: 7g, Eiweiß: 8g, Kohlenhydrate: 24g, Zucker: 7g, Ballaststoffe: 7g, Natrium: 528mg, Cholesterin: 92mg

Französische Hühnersuppe

Vorbereitungszeit: 15 Minuten, **Kochzeit:** 35 Minuten, **Portionen:** 6 bis 8

ZUTATEN:

- 2 Fenchelknollen, 2 Esslöffel Wedel gehackt, Stängel entfernt, Knollen halbiert, entkernt und in ½-Zoll-Stücke geschnitten
- 1 Esslöffel natives Olivenöl extra
- 4 Knoblauchzehen, gehackt
- 1 Zwiebel, gewürfelt
- 1¾ Teelöffel Kochsalz
- 2 Esslöffel Tomatenmark
- 7 Tassen Wasser, aufgeteilt
- 1 Esslöffel gehackter frischer Thymian oder 1 Teelöffel getrockneter Thymian
- 2 Sardellenfilets, gehackt
- 1 (14,5 Unzen, 411 g) Dose Tomatenwürfel, abgetropft
- 2 Möhren, geschält, der Länge nach halbiert und in ½ Zoll dicke Scheiben geschnitten
- 2 (12 Unzen, 340 g) entbeinte, geteilte Hühnerbrüste, zurechtgeschnitten
- 4 (5- bis 7-Unzen, 142 g bis 198 g) Hähnchenschenkel mit Knochen, zurechtgeschnitten
- ½ Tasse entsteinte, in Salzlake eingelegte grüne Oliven, gehackt
- 1 Teelöffel geriebene Orangenschale

RICHTLINIEN:

1. Im Instant Pot auf höchster Stufe das Öl erhitzen, bis es schimmert. Fenchelstücke, Zwiebel und Salz hinzufügen und etwa 5 Minuten kochen, bis sie weich sind. Tomatenmark, Thymian, Knoblauch und Sardellen einrühren und etwa 30 Sekunden kochen, bis sie duften. 5 Tassen Wasser einrühren, dabei alle gebräunten Stücke herauskratzen, dann die Tomaten und Karotten hinzufügen. Hähnchenbrüste und -schenkel in den Topf geben.
2. Den Deckel schließen und das Druckablassventil schließen. Hochdruck-Kochfunktion wählen und 20 Minuten kochen. Schalten Sie das Gerät aus und lassen Sie den Druck schnell ab. Nehmen Sie den Deckel vorsichtig ab und lassen Sie den Dampf von sich weg entweichen.
3. Hähnchen auf ein Schneidebrett legen, etwas abkühlen lassen, dann mit 2 Gabeln in mundgerechte Stücke zerteilen, Haut und Knochen wegwerfen.
4. Überschüssiges Fett mit einem breiten, flachen Löffel von der Oberfläche der Suppe abschöpfen. Hühnerfleisch und eventuell angesammelte Säfte, Oliven und restliches Wasser in die Suppe rühren und etwa 3 Minuten kochen, bis sie durch ist. Orangenschale und Fenchelzweige unterrühren und mit Salz und Pfeffer abschmecken. Servieren.

Nährwertangaben pro Portion:
Kalorien: 170, Gesamtfett: 5g, Eiweiß: 19g, Kohlenhydrate: 11g, Zucker: 5g, Ballaststoffe: 3g, Natrium: 870mg, Cholesterin: 60mg

Kartoffel-Lauch-Knoblauch-Suppe mit Zwiebeln

Vorbereitungszeit: 10 Minuten, **Kochzeit:** 35 Minuten, **Portionen:** 8

ZUTATEN:
- 2 Esslöffel Olivenöl
- 8 rostbraune Kartoffeln, insgesamt etwa 1 kg (2 lb)
- 4 Lauchstangen, insgesamt etwa 1 kg (2 lb)
- 1 gelbe Zwiebel, gehackt, insgesamt etwa 200 g (7 oz)
- 5 Knoblauchzehen, gehackt
- 12 Tassen (3 L) Wasser
- 1 Esslöffel Salz
- 1 Teelöffel frisch gemahlener schwarzer Pfeffer, plus mehr zum Abschmecken

RICHTLINIEN:
1. Die haarige Wurzel und die dunkelgrünen Spitzen des Lauchs abschneiden. Jeden Lauch der Länge nach in Scheiben schneiden und unter fließendem Wasser waschen, um Schmutz zu entfernen. In dünne Scheiben schneiden.
2. Das Olivenöl in einen großen Topf geben und bei mittlerer bis hoher Hitze erhitzen. Zwiebel und Knoblauch einrühren und 2 Minuten lang kochen. Den Lauch einrühren und 10-15 Minuten kochen, bis er anfängt zu zerfallen und Feuchtigkeit abgibt, dabei gelegentlich umrühren.
3. Inzwischen die Kartoffeln schälen und in 1 cm große Würfel schneiden. Beiseite stellen.
4. 2 Tassen Wasser in den Topf geben und mit einem Stabmixer pürieren, dann die restlichen 10 Tassen Wasser hinzufügen. Wenn Sie eine große Küchenmaschine verwenden, geben Sie den Lauch in die Maschine, fügen Sie 2 Tassen Wasser hinzu und pürieren Sie ihn. Zurück in den Topf gießen und die restlichen 10 Tassen Wasser hinzufügen.
5. Die Kartoffeln, Salz und Pfeffer in den Topf geben und zum Kochen bringen. Die Hitze auf mittlere bis niedrige Stufe reduzieren und 20 Minuten köcheln lassen. Abschmecken und die Gewürze anpassen. Sofort servieren oder gleichmäßig auf 4 Gläser oder Vorratsbehälter aufteilen. Vollständig abkühlen lassen, bevor Sie die Deckel aufsetzen und das Gericht in den Kühlschrank stellen.

Nährwertangaben pro Portion:
Kalorien: 216, Fett: 4g, Kohlenhydrate: 40g, Eiweiß: 5g, Zucker: 4g, Ballaststoffe: 4g, Cholesterin: 0mg, Natrium: 948mg

Gesunde, knusprige, gebratene Gemüsesuppe

Vorbereitungszeit: 30 Minuten, **Kochzeit:** 40 Minuten, **Portionen:** 6-8

ZUTATEN:

- ½ Tasse kaltgepresstes Olivenöl
- 4 Karotten, der Länge nach halbiert
- ½ Kopf Blumenkohl, in Röschen zerteilt
- 3 Roma-Tomaten, geviertelt
- 2 Tassen gewürfelter Butternusskürbis
- 4 Knoblauchzehen
- 3 Schalotten, der Länge nach halbiert
- 1 Teelöffel Salz
- ¼ Teelöffel frisch gemahlener schwarzer Pfeffer
- 4 bis 6 Tassen Wasser oder Gemüsebrühe

RICHTLINIEN:

1. Den Backofen auf 400°F (205°C) vorheizen.
2. Karotten, Blumenkohl, Tomaten, Butternusskürbis, Knoblauch und Schalotten in eine große Schüssel geben und miteinander vermengen. Olivenöl, Salz und Pfeffer hinzugeben und das Gemüse durchschwenken, bis es bedeckt ist.
3. Das Gemüse in einer einzigen Schicht auf ein umrandetes Backblech legen. Das Blech in den vorgeheizten Ofen schieben und das Gemüse rösten, bis es anfängt, braun zu werden, etwa 25 Minuten.
4. Nach dem Braten das gebratene Gemüse in einen großen holländischen Ofen geben, mit ausreichend Wasser auffüllen und bei starker Hitze zum Kochen bringen. Die Hitze auf ein Köcheln reduzieren und die Suppe 10 Minuten lang kochen lassen.
5. Die Suppe in einen Mixer geben und, wenn nötig, schubweise pürieren, bis sie glatt ist.

Nährwertangaben pro Portion:
Kalorien: 197, Gesamtfett: 17g, Gesamtkohlenhydrate: 13g, Zucker: 5g, Ballaststoffe: 3g, Eiweiß: 2g, Natrium: 426mg, Cholesterin: 5mg

Hausgemachtes Hähnchen-Chili mit Bohnen

Vorbereitungszeit: 15 Minuten, **Kochzeit:** 4 Stunden, **für alle:** 6

ZUTATEN:

- 4 Hühnerbrüste ohne Knochen und ohne Haut, in 1-Zoll-Stücke geschnitten
- 2 Esslöffel kaltgepresstes Olivenöl
- 2 Zwiebeln, gewürfelt
- 4 Knoblauchzehen, gehackt
- 2 Stangen Staudensellerie, zerkleinert
- 2 Teelöffel gemahlener Kreuzkümmel
- 1 Teelöffel getrockneter Oregano
- 1 Lorbeerblatt
- 1 (28 Unzen, 794 g) Dose gehackte Tomaten
- 2 ½ Tassen (600 ml) Hühnerbrühe, plus zusätzliche nach Bedarf
- 2 (15-Unzen, 425 g) Dosen weiße Bohnen, abgetropft und abgespült
- ¼ Tasse gehackte frische Petersilie, geteilt
- 1 Teelöffel Salz
- 1 Teelöffel Chipotle-Pulver
- ½ Teelöffel frisch gemahlener schwarzer Pfeffer

RICHTLINIEN:

1. Zwiebeln, Olivenöl, Sellerie, Knoblauch, Kreuzkümmel, Chipotle-Pulver, Salz, Pfeffer, Oregano, Hühnchen, Hühnerbrühe, Tomaten, Lorbeerblatt und weiße Bohnen in den Slow Cooker geben. Auf höchste Stufe stellen und 4 Stunden lang kochen.
2. Wenn die Mischung zu dick wird, etwas Wasser oder Hühnerbrühe hinzufügen.
3. Jede Portion mit Petersilie garnieren. Allein oder mit braunem Reis oder Quinoa servieren.

Nährwertangaben pro Portion:

Kalorien: 423, Kohlenhydrate insgesamt: 41g, Eiweiß: 42g, Gesamtfett: 13g, Zucker: 6g, Ballaststoffe: 10g, Natrium: 857mg, Cholesterin: 175mg

Kapitel 8: Geflügel

Gebackenes Hähnchen mit Grünkohlfüllung

Vorbereitungszeit: 10 Minuten, **Kochzeit:** 30 Minuten, **Portionen:** 4

ZUTATEN:
FÜR DEN GRABEN:
- 2½ Tassen Hühnerbrühe (hier) oder im Laden gekaufte natriumarme Hühnerbrühe, aufgeteilt
- 4 Esslöffel Mandelmehl, aufgeteilt
- 1 mittelgroße Schalotte, gewürfelt
- ½ Bund frischer Schnittlauch, grob gehackt
- 1 Lorbeerblatt
- 1 Kreuzkümmel
- ½ Teelöffel Staudenselleriesamen
- 1 Teelöffel Worcestershire-Sauce
- Frisch gemahlener schwarzer Pfeffer

FÜR DAS HUHN:
- 2 Hühnerbrüste ohne Knochen und ohne Haut
- Saft von 1 Limette
- 1 Teelöffel Paprika süß
- ½ Teelöffel Zwiebelpulver
- ½ Teelöffel Knoblauchpulver
- 2 mittelgroße Tomaten, gewürfelt
- 1 Bund Mangold, mittlerer Strunk entfernt, in 1-Zoll-Bänder geschnitten
- ¼ Tasse Hühnerbrühe (hier) (optional)
- Großzügige Prise rote Paprikaflocken

RICHTLINIEN:

WIE MAN SOSSE MACHT

1. ½ Tasse Brühe und 1 Esslöffel Mehl in einen flachen Topf geben und bei mittlerer Hitze unter ständigem Rühren aufkochen, bis sich das Mehl aufgelöst hat. Nach und nach 1 Tasse Brühe und die restlichen 3 Esslöffel Mehl hinzufügen, bis sich eine dicke Soße bildet.
2. In einer großen Schüssel die Schalotten, den Schnittlauch, das Lorbeerblatt, den Kümmel und ½ Tasse Brühe vermischen.
3. In einer separaten Schüssel die Selleriesamen, Worcestershire-Sauce, Pfeffer und die restliche ½ Tasse Brühe vermengen. Unter gelegentlichem Rühren 2 bis 3 Minuten kochen, bis die Zutaten gut vermischt sind. Die Pfanne vom Herd nehmen und das Lorbeerblatt herauswerfen.

WIE MAN HUHN ZUBEREITET

1. In jede Hähnchenbrust der Länge nach einen ausreichend tiefen Schlitz für die Füllung schneiden.

2. In einer kleinen Schüssel den Limettensaft, das Paprikapulver, das Zwiebelpulver und das Knoblauchpulver über das Hähnchen reiben.
3. Die Tomaten und das Mangoldgemüse in einen elektrischen Schnellkochtopf geben. Wenn die Mischung zu trocken erscheint, Hühnerbrühe hinzufügen.
4. Drehen Sie das Druckventil auf Dichtheit und schließen und verriegeln Sie den Deckel.
5. 2 Minuten lang auf der Einstellung Manuell/Druckgaren kochen.
6. Nach Beendigung des Garvorgangs den Druck schnell ablassen. Nehmen Sie den Deckel vorsichtig ab.
7. Die Blätter mit einer Zange oder einem Schaumlöffel herausnehmen, wobei die Tomaten zurückbleiben.
8. Das Grünzeug in die Hühnerbrüste füllen. Im Schnellkochtopf die Seite mit dem Grünzeug nach oben auf das Tomatenbett legen.
9. Die Hälfte des Bratensaftes über das gefüllte Huhn gießen und servieren.
10. Drehen Sie das Druckventil auf Dichtheit und schließen und verriegeln Sie den Deckel.
11. 10 Minuten lang auf der Einstellung Manuell/Druckgaren kochen.
12. Nach Beendigung des Garvorgangs den Druck schnell ablassen. Nehmen Sie den Deckel vorsichtig ab.
13. Das Hähnchen und die Tomaten aus dem Schnellkochtopf auf eine Servierplatte geben. Die roten Paprikaflocken werden zum Verfeinern verwendet.

Nährwertangaben pro Portion:
Kalorien: 177, Fett gesamt: 2g, Cholesterin: 49mg, Natrium: 128mg, Kohlenhydrate gesamt: 18g, Zucker: 4g, Ballaststoffe: 4g, Eiweiß: 24g

Möhren, Ananas und Huhn

Vorbereitungszeit: 5 Minuten, **Kochzeit:** 4 bis 5 Stunden auf niedriger Stufe oder 1½ bis 2 Stunden auf hoher Stufe, **für alle:** 4

ZUTATEN:
- 1 Pfund (454 g) tiefgefrorene Hühnerbrust ohne Knochen und ohne Haut
- 1 mittelgroße rote Paprikaschote, in 1-Zoll-Würfel geschnitten
- 2 mittelgroße Möhren, in Scheiben geschnitten
- 1 (20 Unzen, 567 g) Dose zerdrückte oder gehackte Ananas, nicht abgetropft, in Wasser oder Saft verpackt
- ¼ Tasse (60 ml) Balsamico-Essig
- 1 Esslöffel natriumreduzierte Sojasauce
- 2 Esslöffel reiner Ahornsirup
- 1 Teelöffel rote Paprikaflocken

RICHTLINIEN:
1. Das Innere des langsamen Kochers mit Kochspray einsprühen. Das Hähnchen, die Karotten und die Paprika hineingeben.
2. Den Ananassaft aus der Dose in eine kleine Schüssel abgießen. Balsamico-Essig, Ahornsirup, Sojasauce und Paprikaflocken mischen und mit einem Schneebesen verrühren. Über das Hähnchen gießen und die zerkleinerte oder gehackte Ananas hinzufügen.
3. Den Langsamkocher abdecken und auf NIEDRIG für 4 bis 5 Stunden oder auf HOCH für 1½ bis 2 Stunden kochen, bis das Huhn durchgegart ist. Das Gemüse sollte gabelzart sein und das Hähnchen sollte so zart sein, dass es sich mit einer Gabel leicht zerteilen lässt. Das Hähnchen aus dem Ofen nehmen und mit zwei Gabeln zerkleinern. Das Hähnchen wieder in den Langsamkocher geben, mit den Zutaten vermengen und die Temperatur bis zum Servieren auf warm stellen.

Nährwertangaben pro Portion:
Kalorien: 242, Gesamtfett: 2g, Gesättigtes Fett: 0g, Kohlenhydrate gesamt: 34g, Eiweiß: 24g, Cholesterin: 55mg, Natrium: 376mg, Kalium: 307mg, Ballaststoffe: 2g, Zucker: 27g

Huhn und Aubergine in Lasagne

Vorbereitungszeit: 15 Minuten, **Kochzeit:** 1 Stunde 15 Minuten, **Portionen:** 4

ZUTATEN:
- 16 Unzen Hühnerbrüste
- 2 mittlere Auberginen
- 4½ Unzen Zwiebeln
- 2 Knoblauchzehen
- 1 Serrano-Chili
- 3 Tomaten (gehäutet)
- 5½ Unzen Champignons
- ½ Würfel Hühnerbrühe
- ½ Tasse fettarmer Mozzarella (zerkleinert)
- 1 Teelöffel Paprika
- 1 Teelöffel getrockneter Thymian
- 1 Teelöffel getrocknetes Basilikum
- Salz und Pfeffer nach Geschmack
- Kochspray

RICHTLINIEN:
1. Zuerst die Aubergine mit einem Julienneschäler in ½-Zoll-Scheiben schneiden.
2. Alle Auberginenscheiben mit Salz bestreuen. Für etwa 10 Minuten beiseite stellen.
3. Mit einem Papiertuch überschüssiges Wasser von den Auberginenscheiben abtupfen. Legen Sie sie auf ein Backblech.
4. Das Backblech in den Ofen schieben und etwa 3 Minuten grillen. Achten Sie darauf, dass die Hitzeeinstellung auf hoch steht.
5. Die gebratenen Auberginenscheiben auf Küchenpapier legen.
6. Zwiebeln, Chili, Knoblauch, Pilze und gehäutete Tomaten grob hacken. Legen Sie sie beiseite.
7. Nehmen Sie eine tiefe Antihaft-Pfanne und fetten Sie sie mit Kochspray ein. Stellen Sie sie auf eine mittelhohe Flamme.
8. Nun die Zwiebeln, den Knoblauch und den Chili in die erhitzte Pfanne geben und etwa 1 Minute lang kochen.
9. Die Champignons und Tomaten dazugeben. Sautieren Sie das Gemüse weitere 4 Minuten. Den Herd ausschalten und die Zutaten in eine Schüssel geben.
10. Dieselbe Pfanne auf eine mittlere Flamme stellen und die Hähnchenbrust hineingeben. Mit Paprika bestreuen und braten, bis das Fleisch braun wird.
11. Das gekochte Gemüse in die Pfanne geben und gut vermischen. Außerdem die Hühnerbrühe, Paprika, getrockneten Thymian und getrocknetes Basilikum hinzugeben. Gut mischen und etwa 25 Minuten auf kleiner Flamme kochen.
12. In der Zwischenzeit den Backofen auf 375°F vorheizen.
13. Eine tiefe Glasbackform nehmen und mit Pergamentpapier auslegen.

14. Den Boden der Form mit ⅓ der Auberginenscheiben auslegen. Nun die Fleischmischung gleichmäßig über die Auberginenscheiben verteilen. Wiederholen Sie den Vorgang mit den restlichen Auberginen und der Fleischmischung. (Es sollten mindestens 3 Schichten sein.)
15. Geriebenen Mozzarella über die letzte Schicht streuen.
16. Die Auflaufform in den vorgeheizten Backofen stellen und etwa 35 Minuten backen.
17. Nach dem Backen die Form aus dem Ofen nehmen und etwa 10 Minuten ruhen lassen.
18. Heiß servieren!

Nährwertangaben pro Portion:
Kalorien: 244, Fett: 7.9g, Eiweiß: 30.4g, Kohlenhydrate: 12,3g, Zucker: 13g, Ballaststoffe: 14,5g, Natrium: 325mg, Cholesterin: 83mg

Hähnchen mit knusprigem Grünkohl und Artischocken

Vorbereitungszeit: 5 Minuten, plus 30 Minuten zum Marinieren, **Kochzeit:** 35 Minuten, **für alle:** 4

ZUTATEN:
- 3 Esslöffel kaltgepresstes Olivenöl, aufgeteilt
- 1½ Pfund (680 g) Hühnerbrust ohne Knochen und ohne Haut
- 2 Esslöffel Zitronensaft
- Schale von 1 Zitrone
- 2 Knoblauchzehen, gehackt
- 2 Teelöffel getrockneter Rosmarin
- ¼ Teelöffel frisch gemahlener schwarzer Pfeffer
- 2 (14 Unzen, 397 g) Dosen Artischockenherzen, abgetropft
- 1 Bund (ca. 170 g) Lacinato-Kohl, entstielt und zerrissen oder in Stücke gehackt
- ½ Teelöffel koscheres Salz

RICHTLINIEN:
1. In einer großen Schüssel oder einem Zip-Top-Beutel 2 Esslöffel Olivenöl, Zitronensaft, Zitronenschale, Knoblauch, Rosmarin, Salz und schwarzen Pfeffer vermengen. Gut mischen und dann das Huhn und die Artischocken hinzufügen. Mindestens 30 Minuten, aber auch bis zu 4 Stunden im Kühlschrank marinieren.
2. Den Backofen auf 180°C (350°F) vorheizen. Ein Backblech mit Pergamentpapier oder Folie auslegen. Das Hähnchen und die Artischocken aus der Marinade nehmen und in einer einzigen Schicht auf dem Backblech verteilen. 15 Minuten braten, das Huhn umdrehen und weitere 15 Minuten braten. Das Backblech entfernen und das Huhn, die Artischocken und den Bratensaft auf eine Platte oder einen großen Teller geben. Mit Folie abdecken, um es warm zu halten.
3. Die Ofentemperatur auf Grillen einstellen. In einer großen Schüssel den Grünkohl mit dem restlichen 1 Esslöffel Olivenöl vermengen. Den Grünkohl auf dem Backblech verteilen und ca. 3 bis 5 Minuten grillen, bis er an einigen Stellen goldbraun und knusprig ist.
4. Den Grünkohl auf das Huhn und die Artischocken legen.

Nährwertangaben pro Portion:
Kalorien: 430, Gesamtfett: 16g, Gesättigtes Fett: 3g, Cholesterin: 124mg, Natrium: 350mg, Kohlenhydrate insgesamt: 29g, Ballaststoffe: 19g, Zucker: 3g, Eiweiß: 46g, Magnesium: 155mg, Kalzium: 125mg

Einfacher Käse-Huhn-Brokkoli-Auflauf

Vorbereitungszeit: 15 Minuten, **Kochzeit:** 25 Minuten, **Portionen:** 6

ZUTATEN:

- Antihaft-Kochspray
- 2 Esslöffel kaltgepresstes Olivenöl
- ½ Pfund (454 g) entbeinte, hautlose Hühnerbrüste, gewürfelt
- 2 Tassen brauner Reis
- 1½ Tassen ungesalzene Hühnerbrühe
- 4 Knoblauchzehen, gehackt
- 1 großer Kopf Brokkoli, in mundgerechte Röschen geschnitten
- 1 Tasse fettarmer griechischer Joghurt
- 1½ Teelöffel Dijon-Senf
- 1 Tasse fettreduzierter Cheddar-Käse in Würfeln
- 1 kleine Zwiebel, in dünne Scheiben geschnitten
- ¼ Teelöffel frisch gemahlener schwarzer Pfeffer

RICHTLINIEN:

1. Den Ofen auf 400°F(205°C) vorheizen. Eine 9 x 13-Zoll-Backform mit Kochspray bestreichen.
2. In einer großen Pfanne das Öl bei mittlerer Hitze erhitzen. Hähnchen, Knoblauch, Zwiebeln und Paprika hinzufügen. Etwa 5 Minuten unter Rühren anbraten. Den Reis und die Hühnerbrühe hinzufügen und umrühren. Die Hitze auf hohe Stufe erhöhen und zum Kochen bringen.
3. Die Hähnchen-Reis-Mischung in die vorbereitete Auflaufform geben. Mit Brokkoli belegen und gleichmäßig verteilen. Nicht untermischen. Mit einem Deckel oder Alufolie abdecken. 40 bis 45 Minuten backen.
4. In der Zwischenzeit den Joghurt und den Senf in einer kleinen Schüssel verrühren.
5. Die Auflaufform aus dem Ofen nehmen. Den Deckel abnehmen und die Joghurt-Senf-Mischung einrühren. Den Cheddar-Käse darüber streuen. Wieder in den Ofen schieben und 5 bis 10 Minuten überbacken, oder bis der Käse geschmolzen ist.
6. Abkühlen lassen, dann auf 6 Vorratsbehälter verteilen.

Nährwertangaben pro Portion:

Kalorien: 531, Gesamtfett: 19g, Kohlenhydrate: 52g, Ballaststoffe: 3,5g, Eiweiß: 39g, Kalzium: 341mg, Kalium: 600mg, Magnesium: 115mg, Natrium: 347mg, Cholesterin: 168mg, Zucker: 2.7g

Einfacher italienischer Salat Hühnerbrüste

Vorbereitungszeit: 10 Minuten, **Kochzeit:** 20 Minuten, **Portionen:** 4

ZUTATEN:

FÜR DEN SALAT:
- ¼ Tasse natives Olivenöl extra
- 1 Tasse Kirschtomaten, halbiert
- 2 kleine Zucchini, in dünne Scheiben geschnitten und in Halbmonde geteilt
- 4 Tassen Rucola
- 1 Tasse gewürfelter frischer Mozzarella-Käse
- ¼ Tasse Balsamico-Essig
- ⅛ Teelöffel Meersalz
- Schwarzer Pfeffer in Stücken
- 2 Esslöffel gehacktes frisches Basilikum

FÜR DAS HUHN:
- 4 Hühnerbrüste ohne Knochen und ohne Haut
- 1 Teelöffel getrockneter Oregano
- ½ Teelöffel gehackter frischer Rosmarin
- ½ Teelöffel Knoblauchpulver
- ⅛ Teelöffel Meersalz
- Schwarzer Pfeffer in Stücken

RICHTLINIEN:

1. Für den Salat die Tomaten, Zucchini und den Käse in einer mittelgroßen Schüssel vermengen. Öl, Essig, Salz und Pfeffer nach Geschmack hinzufügen und gut vermischen. Abdecken und in den Kühlschrank stellen, bis das Hähnchen fertig ist. (Rucola und Basilikum werden später hinzugefügt.)
2. Das Hähnchen zubereiten. Das Fett von den Hühnerbrüsten abschneiden. Oregano, Rosmarin, Knoblauchpulver, Salz und Pfeffer in einer kleinen Schüssel gut vermischen und abschmecken.
3. Beide Seiten der Hähnchenbrüste mit der Mischung bestreuen. Eine große Pfanne bei mittlerer Hitze erhitzen und die Pfanne mit Olivenölspray bestreichen. Sobald das Öl heiß ist, die Hähnchenbrüste hineingeben, jeweils 2 auf einmal, damit sie nicht zu voll sind.
4. Jede Hähnchenbrust 4 bis 6 Minuten pro Seite garen, oder bis sie in der Mitte nicht mehr rosa ist. Während die zweite Hähnchenbrust gart, den Salat aus dem Kühlschrank nehmen, den Rucola und das Basilikum hinzufügen und gut durchschwenken.
5. Sobald das Huhn gar ist, lassen Sie es etwa 2 Minuten ruhen und schneiden Sie dann jede Brust diagonal in Streifen.
6. Den Salat auf einer Platte anrichten und mit dem in Scheiben geschnittenen Hähnchen belegen.

Nährwertangaben pro Portion:
Kalorien: 400, Eiweiß: 38g, Fett: 24g, Kohlenhydrate: 9g, Ballaststoffe: 2g, Zucker: 2g, Natrium: 549 mg, Cholesterin: 10mg

Einfache mediterrane Hühnersalat-Wraps

Vorbereitungszeit: 15 Minuten, **Kochzeit:** 10 Minuten, **Portionen:** 2

ZUTATEN:
FÜR DIE TZATZIKI-SOßE:
- Prise Knoblauchpulver
- Frisch gemahlener schwarzer Pfeffer
- ½ Tasse normaler griechischer Joghurt
- Salz
- 1 Esslöffel frisch gepresster Zitronensaft
- 1 Teelöffel getrockneter Dill

FÜR DIE SALATWRAPS:
- 2 (8-Zoll) Vollkornfladen oder Naan-Brot
- ¼ Tasse entsteinte schwarze Oliven
- 2 Tassen gemischtes Grünzeug
- 1 Tasse Hühnerfleisch, zerkleinert
- 2 geröstete rote Paprikaschoten, in dünne Scheiben geschnitten
- 1 Frühlingszwiebel, gehackt
- ½ englische Salatgurke, geschält und in dünne Scheiben geschnitten

RICHTLINIEN:
Für die Tzatziki-Sauce:
1. Griechischen Joghurt, Zitronensaft, Dill und Knoblauchpulver in einer kleinen Schüssel vermischen und mit Salz und Pfeffer würzen.

Um die Wraps herzustellen:
1. Auf jedes Stück Pita- oder Naan-Brot ¼ Tasse Tzatziki-Sauce streichen und die Hälfte des Hähnchens, gemischtes Grünzeug, rote Paprikastreifen, Gurken, Oliven und Frühlingszwiebeln hinzufügen.
2. Rollen Sie die Sandwiches auf und wickeln Sie die untere Hälfte jedes Sandwiches bei Bedarf in Folie ein, damit es leichter zu essen ist.

Nährwertangaben pro Portion:
Kalorien: 429, Fett gesamt: 11g, Kohlenhydrate gesamt: 51g, Ballaststoffe: 6g, Zucker: 10g, Eiweiß: 31g, Natrium: 676mg, Cholesterin: 75mg

Fajita-Wraps mit Hähnchen

Vorbereitungszeit: 30 Minuten, **Kochzeit:** 15 Minuten, **Portionen:** 4

ZUTATEN:

- 2 (6 Unzen (170 g)) entbeinte, hautlose Hühnerbrüste
- 3 Esslöffel natives Olivenöl extra
- ⅛ Teelöffel Meersalz
- 1 große grüne Paprika, in dünne Scheiben geschnitten
- ⅛ Teelöffel schwarzer Pfeffer
- ½ große weiße Zwiebel, in dünne Scheiben geschnitten
- 1 Teelöffel getrockneter Oregano
- 1 Tasse geschredderter Römersalat
- 1 Tasse gespülte und abgetropfte schwarze Bohnen aus der Dose
- 4 Tortillas aus 100% Vollkorn
- 1 große rote Paprika, in dünne Scheiben geschnitten
- 4 Esslöffel fettarmer griechischer Joghurt

RICHTLINIEN:

1. Das Öl in einen großen Topf geben und bei mittlerer Hitze erhitzen. Während die Pfanne erhitzt wird, das Fett von der Hühnerbrust entfernen (falls vorhanden), die Hühnerbrust der Länge nach in etwa ¼ Zoll dicke Scheiben schneiden und dann den längeren Teil halbieren. Mit Oregano bestreuen und mit Salz und Pfeffer würzen. Das geschnittene Hähnchen in die Pfanne geben und 5 bis 6 Minuten braten, bis das Hähnchen in der Mitte nicht mehr rosa ist. Das Hähnchen herausnehmen und für die spätere Verwendung beiseite stellen.
2. Bereiten Sie eine Pfanne, setzen Zwiebeln und Paprika. Etwa 4 Minuten braten, oder bis die Zwiebel weich, aber nicht ganz durchsichtig ist. Tortillas in einer Pfanne bei schwacher Hitze erwärmen. Schwarze Bohnen, Salat, Hähnchen, gebratene Paprika und Zwiebeln auf vier Tortillas verteilen. Zum Schluss den Joghurt darüber geben, einwickeln und heiß servieren.

Nährwertangaben pro Portion:
Kalorien: 366, Fett: 14g, Eiweiß: 24g, Kohlenhydrate: 40g, Ballaststoffe: 9g, Zucker: 3g, Natrium: 557mg, Cholesterin: 0mg

Gegrillte Hähnchenspieße mit Minzsauce

Vorbereitungszeit: 20 Minuten, **Kochzeit:** 20 Minuten, **Portionen:** 4-6

ZUTATEN:
   FÜR DIE MINZSAUCE:
   - 1 Strauß frische Minze, entstielt
   - ½ Tasse (120 ml) kaltgepresstes Olivenöl
   - 2 Teelöffel Zitronenschale
   - ½ Teelöffel Salz
   - Eine Prise frisch gemahlener schwarzer Pfeffer
   - 1 Knoblauchzehe

   FÜR DAS HUHN:
   - 6 Hühnerbrüste ohne Knochen und ohne Haut, in 1½ bis 2 Zoll große Würfel geschnitten
   - ¼ Tasse (60 ml) kaltgepresstes Olivenöl
   - ¼ Tasse (60 ml) frisch gepresster Zitronensaft
   - 1 Teelöffel Salz
   - ¼ Teelöffel frisch gemahlener schwarzer Pfeffer
   - 2 frische Minzzweige
   - Prise gemahlene Kurkuma

RICHTLINIEN:
FÜR DIE MINZSAUCE
1. Zitronenschale, Minze, Knoblauch, Olivenöl, Salz und Pfeffer in einen Mixer geben. Pürieren, bis die Masse glatt ist.
2. In einem luftdicht verschlossenen Behälter für weniger als vier oder fünf Tage kühl stellen.

FÜR DIE ZUBEREITUNG DES HUHNS
1. 12 (6-Zoll-) Holzspieße mindestens 30 Minuten in Wasser einweichen, damit die Spieße beim Grillen nicht verbrennen.
2. Hähnchen, Zitronensaft, Olivenöl, Kurkuma, Salz, Pfeffer und Minze in einem großen Plastikbeutel mit Reißverschluss vermengen. Den Beutel verschließen, in den Kühlschrank stellen, umrühren und mindestens 30 Minuten marinieren lassen.
3. Heizen Sie den Grill vor, oder stellen Sie einen Herdgrill auf hohe Hitze.
4. Auf jeden Spieß 3 oder 4 Hähnchenwürfel stecken. Die Marinade und die Minzzweige wegschmeißen.
5. Schalten Sie den Grill auf mittlere Stufe. Das Hähnchen 15 bis 20 Minuten grillen und gelegentlich wenden, bis es auf beiden Seiten markiert ist und das Hähnchen durchgebraten ist.
6. Mit der Minzsauce servieren.

Nährwertangaben pro Portion:

Kalorien: 657, Kohlenhydrate insgesamt: 2g, Eiweiß: 50g, Gesamtfett: 51g, Zucker: 0g, Ballaststoffe: 1g, Natrium: 814mg, Cholesterin: 10mg

Kapitel 9: Fisch und Meeresfrüchte

Artischocken-Caponata auf gegrilltem Mahi Mahi

Vorbereitungszeit: 25 Minuten, **Kochzeit:** 30 Minuten, **Portionen:** 4

ZUTATEN:

- 2 Esslöffel kaltgepresstes Olivenöl
- 4 (je 5 bis 6 Unzen, 142 g-170 g) Mahi-Mahi-Filets ohne Haut
- 1 (14 Unzen, 397 g) Dose Artischockenherzen, abgetropft und gehackt
- 2 Stangen Staudensellerie, gewürfelt
- 1 Zwiebel, gewürfelt
- 2 Knoblauchzehen, gehackt
- ½ Tasse Cherrytomaten, gewürfelt
- ¼ Tasse Weißwein
- 2 Esslöffel Weißweinessig
- ¼ Tasse grüne Oliven, entkernt und zerkleinert
- 1 Esslöffel Kapern, gehackt
- ¼ Teelöffel rote Paprikaflocken
- 2 Esslöffel frisches Basilikum, gehackt
- ½ Teelöffel koscheres Salz
- ¼ Teelöffel frisch gemahlener schwarzer Pfeffer
- Kochspray mit Olivenöl

RICHTLINIEN:

1. Das Olivenöl in einer großen Pfanne oder Sauteuse bei mittlerer Hitze erhitzen. Sellerie und Zwiebel hinzufügen und 4 bis 5 Minuten sautieren. Den Knoblauch hinzufügen und 30 Sekunden anbraten. Die Tomaten zugeben und 2 bis 3 Minuten kochen. Mit dem Wein und dem Essig ablöschen, die Hitze auf mittlere bis hohe Stufe erhöhen und alle braunen Reste vom Pfannenboden abkratzen.
2. Artischocken, Oliven, Kapern und rote Paprikaflocken hinzufügen und etwa 10 Minuten köcheln lassen, bis die Flüssigkeit um die Hälfte reduziert ist. Das Basilikum untermischen.
3. Den Mahi-Mahi mit Salz und Pfeffer würzen. Eine Grillpfanne bei mittlerer bis hoher Hitze erhitzen und mit Olivenölspray bestreichen. Den Fisch hineingeben und 4 bis 5 Minuten pro Seite garen. Mit der Artischocken-Caponata garniert servieren.

Nährwertangaben pro Portion:
Kalorien: 245, Gesamtfett: 9g, Gesättigtes Fett: 1g, Cholesterin: 100mg, Natrium: 570mg, Kalium: 775mg, Kohlenhydrate insgesamt: 10g, Ballaststoffe: 3g, Zucker: 3g, Eiweiß: 28g, Magnesium: 55mg, Kalzium: 50mg

Gebackener Lachs mit Lauch und Fenchel

Vorbereitungszeit: 10 Minuten, **Kochzeit:** 20 Minuten, **Portionen:** 4

ZUTATEN:

- 1 Esslöffel kaltgepresstes Olivenöl, zusätzlich zum Einpinseln
- 1 Fenchelknolle, in dünne Scheiben geschnitten
- 4 (5- bis 6-Unzen, 142 g bis 170 g) Lachsfilets
- 1 Lauch, nur der weiße Teil, in dünne Scheiben geschnitten
- ½ Tasse (120 ml) Gemüsebrühe, oder Wasser
- 1 frischer Zweig Rosmarin
- 1 Teelöffel Salz
- ¼ Teelöffel frisch gemahlener schwarzer Pfeffer

RICHTLINIEN:

1. Den Backofen auf 375°F (190ºC) vorheizen.
2. 1 Esslöffel Olivenöl in einen flachen Bräter geben. Den Lauch und den Fenchel hineingeben. Umrühren, um sie mit dem Öl zu bedecken.
3. Die Lachsfilets auf das Gemüse legen und mit Salz und Pfeffer bestreuen.
4. Mit der Gemüsebrühe aufgießen und den Rosmarinzweig hinzufügen. Mit Alufolie dicht abdecken.
5. Die Pfanne in den vorgeheizten Ofen schieben und 20 Minuten backen, bis der Lachs durchgebraten ist.
6. Den Rosmarinzweig entfernen und wegwerfen. Den Lachs und das Gemüse auf einer Platte anrichten und servieren.

Nährwertangaben pro Portion:
Kalorien: 288, Kohlenhydrate insgesamt: 8g, Eiweiß: 34g, Gesamtfett: 14g, Zucker: 1g, Ballaststoffe: 2g, Natrium: 692mg, Cholesterin: 0mg

Gebackene Forelle mit Pekannuss

Vorbereitungszeit: 15 Minuten, **Kochzeit:** 15 Minuten, **Portionen:** 4

ZUTATEN:

- 4 große Forellenfilets ohne Gräten
- Natives Olivenöl extra, zum Einpinseln
- 1 Tasse Pekannüsse, fein gemahlen, geteilt
- 1 Esslöffel Kokosnussöl, geschmolzen, geteilt
- 2 Esslöffel gehackte frische Thymianblätter
- Salz
- Frisch gemahlener schwarzer Pfeffer
- Zitronenspalten, zum garnieren

RICHTLINIEN:

1. Den Backofen auf 375°F (190ºC) vorheizen.
2. Ein umrandetes Backblech mit Olivenöl einfetten.
3. Die Forellenfilets mit der Hautseite nach unten auf das Backblech legen. Mit Salz und Pfeffer würzen.
4. ¼ Tasse gemahlene Pekannüsse sanft in das Filet drücken.
5. Das geschmolzene Kokosöl über die Nüsse träufeln und dann den Thymian darüber streuen.
6. Jedes Filet erneut mit Salz und Pfeffer bestreuen.
7. Das Blech in den vorgeheizten Ofen schieben und 15 Minuten backen, bis der Fisch durchgebraten ist.
8. Mit den Zitronenspalten servieren.

Nährwertangaben pro Portion:

Kalorien: 672, Kohlenhydrate insgesamt: 13g, Eiweiß: 30g, Gesamtfett: 59g, Zucker: 3g, Ballaststoffe: 9g, Natrium: 110mg, Cholesterin: 0mg

Karotten-Kartoffel-Fisch-Eintopf

Vorbereitungszeit: 20 Minuten, **Kochzeit:** 20 Minuten, **Portionen:** 8

ZUTATEN:
- ½ Tasse (120 ml) Meeresfrüchtebrühe
- 2 große Möhren, gehackt
- 3 Lorbeerblätter
- 1 Pfund (450 g) neue Kartoffeln, halbiert
- 2 Pfund (910 g) Fischfilets, z. B. Felsenbarsch, Streifenbarsch oder Kabeljau, in ½- bis 1-Zoll-Würfel geschnitten
- 8 mittelgroße Eier
- 1 Teelöffel Muskatnuss
- ¼ Tasse Tomatenmark
- 1 Teelöffel grüne Paprikaflocken
- 3 Tassen (700mL Wasser)
- 2 Teelöffel Currypulver

RICHTLINIEN:
1. Wählen Sie bei einem elektrischen Schnellkochtopf die Einstellung Sauté und mischen Sie Brühe, Karotten, Muskatnuss, Tomatenmark, grüne Pfefferflocken, Currypulver und Lorbeerblätter. 2 Minuten kochen, bis die Karotten weich sind.
2. Die Kartoffeln und 1 Tasse Wasser hinzufügen.
3. Schließen und verriegeln Sie den Deckel und stellen Sie das Druckventil auf Dichtheit.
4. Wechseln Sie auf die Einstellung Manuell/Druckgaren und kochen Sie 3 Minuten lang.
5. Wenn das Garen beendet ist, lassen Sie den Druck schnell ab. Nehmen Sie den Deckel vorsichtig ab.
6. Den Fisch und so viel Wasser hinzufügen, dass der Fisch gerade bedeckt ist.
7. Schließen und verriegeln Sie den Deckel und stellen Sie das Druckventil auf Dichtheit.
8. Wählen Sie die Einstellung Manuell/Druckgaren, und kochen Sie weitere 3 Minuten.
9. Wenn das Garen beendet ist, lassen Sie den Druck schnell ab. Nehmen Sie den Deckel vorsichtig ab.
10. Die Eier vorsichtig einzeln in den Eintopf geben, wobei die Eigelbe unversehrt bleiben.
11. Schließen und verriegeln Sie den Deckel und stellen Sie das Druckventil auf Dichtheit.
12. Wählen Sie die Einstellung Manuell/Druckgaren und kochen Sie 1 Minute lang.
13. Wenn das Kochen beendet ist, den Druck schnell ablassen. Den Deckel vorsichtig abnehmen, die Lorbeerblätter entsorgen und in Schalen servieren.

Nährwertangaben pro Portion:
Kalorien: 218, Gesamtfett: 6g, Cholesterin: 219mg, Natrium: 145mg, Kohlenhydrate: 15g, Zucker: 4g, Ballaststoffe: 3g, Eiweiß: 28g

Curry Felchen mit Gemüse

Vorbereitungszeit: 15 Minuten, **Kochzeit:** 15 Minuten, **Portionen:** 4-6

ZUTATEN:

- 2 Esslöffel Kokosnussöl
- 1 Esslöffel gehackter frischer Ingwer
- 2 Knoblauchzehen, gehackt
- 1 Zwiebel, gewürfelt
- 2 Teelöffel Currypulver
- 1 Teelöffel Salz
- ¼ Teelöffel frisch gemahlener schwarzer Pfeffer
- 1 (4-Zoll) Stück Zitronengras (nur der weiße Teil), mit dem Messerrücken zerdrückt
- 2 Tassen gewürfelter Butternusskürbis
- 2 Tassen gehackter Brokkoli
- 1 Dose Kokosnussmilch (13,5 Unzen, 383 g)
- 1 Tasse (240 ml) Gemüsebrühe, oder Hühnerbrühe
- 1 Pfund (454 g) feste Felchenfilets
- ¼ Tasse gehackter frischer Koriander
- 1 Frühlingszwiebel, in dünne Scheiben geschnitten
- Zitronenspalten, zum garnieren

RICHTLINIEN:

1. Das Kokosöl in einem großen Topf bei mittlerer Hitze schmelzen. Salz, Zwiebel, Ingwer, Knoblauch, Currypulver und Pfeffer hinzufügen. 5 Minuten lang anbraten.
2. Den Butternusskürbis, das Zitronengras und den Brokkoli hinzufügen. Weitere 2 Minuten sautieren.
3. Die Kokosmilch und die Gemüsebrühe einrühren und aufkochen. Die Hitze auf Köcheln reduzieren und den Fisch hinzufügen. Den Topf abdecken und 5 Minuten köcheln lassen, bis der Fisch gar ist. Das Zitronengras entfernen und wegwerfen.
4. Das Curry in eine Schüssel geben. Mit den Frühlingszwiebeln und dem Koriander garnieren. Mit den Zitronenspalten servieren.

Nährwertangaben pro Portion:
Kalorien: 553, Kohlenhydrate insgesamt: 22g, Eiweiß: 34g, Gesamtfett: 39g, Zucker: 7g, Ballaststoffe: 6g, Natrium: 881mg, Cholesterin: 45mg

34g

Seezunge im Folienpaket mit Gemüse

Vorbereitungszeit: 15 Minuten, **Kochzeit:** 15 Minuten, **Portionen:** 4

ZUTATEN:
- 4 Seezungenfilets (5 Unzen, 142 g)
- 1 Karotte, in dünne Scheiben geschnitten, geteilt
- 1 Zucchini, in dünne Scheiben geschnitten, geteilt
- 2 Schalotten, in dünne Scheiben geschnitten, geteilt
- 2 Esslöffel geschnittener frischer Schnittlauch, geteilt
- 4 Teelöffel kaltgepresstes Olivenöl, geteilt
- ½ Tasse (120 ml) Gemüsebrühe oder Wasser, aufgeteilt
- Zitronenspalten, zum garnieren
- Salz
- Frisch gemahlener schwarzer Pfeffer

RICHTLINIEN:
1. Den Backofen auf 425°F (220°C) vorheizen.
2. Reißen Sie vier 12 x 20 Zoll große Stücke Alufolie ab.
3. 1 Filet auf eine Hälfte einer Folie legen. Mit Salz und Pfeffer würzen.
4. Das Filet mit ¼ der Karotte, Zucchini und Schalotten belegen. Mit 1½ Teelöffeln Schnittlauch bestreuen.
5. 2 Esslöffel Gemüsebrühe und 1 Teelöffel Olivenöl über das Gemüse und den Fisch träufeln.
6. Die andere Hälfte der Folie über den Fisch und das Gemüse falten und die Ränder verschließen, so dass die Zutaten vollständig in dem Paket eingeschlossen sind. Das Päckchen auf ein großes Backblech legen.
7. Wiederholen Sie die Schritte 3 bis 6 mit den restlichen Zutaten.
8. Das Blech in den vorgeheizten Ofen schieben und die Päckchen 15 Minuten backen, bis das Gemüse zart und der Fisch gar ist.
9. Die Folie vorsichtig abziehen und den Inhalt, einschließlich der Flüssigkeit, auf einen Teller geben. Mit den Zitronenspalten garniert servieren.

Nährwertangaben pro Portion:
Kalorien: 224, Kohlenhydrate insgesamt: 4g, Eiweiß: 35g, Gesamtfett: 7g, Zucker: 2g, Ballaststoffe: 1g, Natrium: 205mg, Cholesterin: 73mg

Gegrillte Shrimps mit Joghurt-Chili-Sauce

Vorbereitungszeit: 5 Minuten, **Kochzeit:** 15 Minuten, **Portionen:** 4

ZUTATEN:
- 1 Pfund Garnelen
- ½ Tasse griechischer Joghurt pur
- ½ Esslöffel Chilipaste (Sambal Oelek)
- ½ Esslöffel Limettensaft
- gehackte grüne Zwiebeln und Limettensaft zum Garnieren
- Holzspieße (in Wasser eingeweicht)

RICHTLINIEN:
1. Entfernen Sie zunächst die Schalen der Garnelen und waschen Sie sie sorgfältig. Entgräten Sie alle Garnelen sorgfältig. Achten Sie darauf, dass der Schwanz noch dran ist.
2. Die Garnelen in der Mitte durchstechen, um sie aufzuspießen. Auf jeden Spieß können Sie etwa 5 Garnelen stecken.
3. Den Grill auf mittlere bis hohe Hitze vorheizen und die aufgespießten Garnelen auf den Grill legen. Etwa 3 Minuten lang garen. Weitere 3 Minuten auf der anderen Seite garen.
4. Während die Shrimps kochen, die Joghurt-Chili-Sauce zubereiten. Joghurt, Orangensaft und Chilipaste in einer Glasschüssel vermischen. Zum Mischen alles gut verquirlen.
5. Die gekochten Garnelen mit den Spießen auf eine Servierplatte geben.
6. Mit gehackten grünen Zwiebeln und einem Spritzer frischem Orangensaft garnieren. Mit Orangen- und Chilisauce servieren, falls gewünscht.

Nährwertangaben pro Portion:
Kalorien: 134, Fett: 2.3g, Protein: 25.2g, Kohlenhydrate: 2,4g, Zucker: 2g, Ballaststoffe: 0,4g, Natrium: 105mg, Cholesterin: 12mg

Schellfisch-Tacos mit Kraut

Vorbereitungszeit: 10 Minuten, **Kochzeit:** 5 Minuten, **Portionen:** 4

ZUTATEN:
- 8 Unzen (227 g) Schellfischfilets ohne Haut, in 1-Zoll-Stücke geschnitten
- 2 Tassen Engelshaar-Kohl
- ½ Avocado, gewürfelt
- 2 Esslöffel frischer Limettensaft
- 3 Teelöffel natives Olivenöl extra
- 2 (6-Zoll) Vollkorntortillas, erwärmt
- 1 Teelöffel gemahlener Kreuzkümmel
- ½ Teelöffel Chilipulver
- ⅛ Teelöffel Salz
- ⅛ Teelöffel frisch gemahlener schwarzer Pfeffer
- Frischer Koriander

RICHTLINIEN:
1. In einer kleinen Schüssel Chilipulver, Kreuzkümmel, Salz und Pfeffer mischen. Den Schellfisch hinzufügen und durchschwenken, um ihn zu überziehen.
2. In einer separaten kleinen Schüssel den Kohl, den Limettensaft, die Avocado und 1 Teelöffel Olivenöl vermischen.
3. Das restliche Olivenöl in einer mittelgroßen Pfanne bei mittlerer bis hoher Hitze erhitzen. Den Schellfisch hineingeben und unter Wenden 4 bis 5 Minuten braten, bis der Fisch gerade undurchsichtig ist und sich mit einer Gabel leicht lösen lässt.
4. Den Fisch auf die erwärmten Tortillas verteilen und mit der Kohl-Avocado-Mischung belegen. Mit frischem Koriander bestreut servieren.

Nährwertangaben pro Portion:
Kalorien: 368, Gesamtfett: 16g, Gesättigtes Fett: 2g, Kohlenhydrate gesamt: 22g, Eiweiß: 32g, Cholesterin: 84mg, Natrium: 408mg, Kalium: 261mg, Ballaststoffe: 7g, Zucker: 2g

Gesunder gebackener Fisch und Chips

Vorbereitungszeit: 20 Minuten, **Kochzeit:** 20 bis 30 Minuten, **Portionen:** 5

ZUTATEN:
- 2 Esslöffel kaltgepresstes Olivenöl, aufgeteilt
- 5 (4 Unzen, 113 g) frische oder (aufgetaute) gefrorene Kabeljaufilets
- 2 große Süßkartoffeln, kreuzweise in ¼-Zoll dicke Scheiben geschnitten
- 1 großes Ei
- 2 Esslöffel 1%ige Milch
- 1 Esslöffel frische Rosmarinblätter
- ½ Teelöffel Salz
- ¼ Teelöffel frisch gemahlener schwarzer Pfeffer
- ¼ Tasse Weizenvollkornmehl
- ½ Tasse getrocknetes, ungewürztes Paniermehl
- ¼ Tasse gehobelte Mandeln
- ¼ Teelöffel Zitronenpfeffer
- 1 Teelöffel gehackte frische Petersilie, plus mehr zum Servieren
- Zitronenspalten (optional)

RICHTLINIEN:
1. Die Roste im oberen und unteren Drittel des Ofens anordnen und den Ofen auf 235°C (450°F) vorheizen. 2 Backbleche mit Alufolie auslegen.
2. Die Süßkartoffeln in einer mittelgroßen Schüssel mit 1 Esslöffel Öl und dem Rosmarin vermischen und mit Salz und Pfeffer würzen. In einer gleichmäßigen Schicht auf ein vorbereitetes Blech legen. Auf der obersten Schiene 20 bis 30 Minuten backen, dabei einmal wenden, bis sie gebräunt sind.
3. Eine Station zum Ausbaggern einrichten: Geben Sie das Mehl in eine kleine Schüssel. In einer zweiten kleinen Schüssel das Ei und die Milch verquirlen. In einer dritten Schüssel die Semmelbrösel, Mandeln, Zitronenpfeffer und Petersilie vermischen. Jedes Kabeljaufilet erst mit Mehl, dann mit Ei und schließlich mit der Paniermehlmischung bestreichen. Auf dem zweiten vorbereiteten Blech anrichten und mit dem restlichen 1 Esslöffel Öl beträufeln.
4. Den Kabeljau auf der untersten Schiene etwa 15 Minuten backen, bis er knusprig und gerade durchgebraten ist.
5. Kabeljau und Süßkartoffeln in 5 geteilte Vorratsbehälter portionieren, Fisch auf einer Seite, Pommes auf der anderen.
6. Zum Servieren das Gericht nach dem Aufwärmen mit Petersilie bestreuen. Mit Zitronenspalten (falls verwendet) servieren.

Nährwertangaben pro Portion:
Kalorien: 301, Gesamtfett: 10g, Kohlenhydrate: 27g, Ballaststoffe: 4g, Eiweiß: 24g, Natrium: 411mg, Cholesterin: 37mg, Zucker: 4.9g

Kapitel 10: Smoothie

Cremiger Schokoladen-Kirsch-Smoothie

Vorbereitungszeit: 5 Minuten, **Kochzeit:** 5 Minuten, **Portionen:** 1

ZUTATEN:
FÜR DEN SMOOTHIE:
- ½ Tasse (120 ml) ungesüßte Vanille-Mandel- oder Cashewmilch
- 1 Teelöffel Vanilleextrakt
- 1 Tasse frischer Babyspinat
- 1 Esslöffel Mandelbutter
- 1 Esslöffel ungesüßtes Kakaopulver
- ½ Tasse (120 ml) fettarmer griechischer Joghurt
- ¾ Tasse gefrorene Kirschen
- ½ mittelgroße Banane, in Scheiben geschnitten und gefroren
- 3 bis 4 Eiswürfel

ZUR VERWENDUNG:
- ¼ Tasse Beeren, z. B. Heidelbeeren, Himbeeren oder Erdbeeren
- ½ kleine Banane, in Scheiben geschnitten
- 1 Teelöffel gehackte Mandeln
- ½ Esslöffel Kakaonibs

RICHTLINIEN:
1. Spinat, Milch, Vanille, Mandelbutter, Joghurt, Kakao, Kirschen, Banane und Eis in einen Hochleistungsmixer geben. Pürieren, bis die Masse dick und cremig ist.
2. Die Mischung in eine Schüssel geben und mit der in Scheiben geschnittenen Banane, den Beeren, den Mandeln und den Kakaonibs garnieren. Servieren.

Nährwertangaben pro Portion:
Kalorien: 412, Fett gesamt: 14g, Gesättigte Fette: 2g, Kohlenhydrate gesamt: 61g, Eiweiß: 20g, Cholesterin: 5mg, Natrium: 182mg, Ballaststoffe: 13g, Zucker: 35g

Ingwer-Karotten-Birnen-Smoothie

Vorbereitungszeit: 10 Minuten, **Kochzeit:** 0, **Portionen:** 2

ZUTATEN:
- 2 Möhren, geschält und gerieben
- 1 reife Birne, ungeschält, entkernt und in Stücke geschnitten
- 2 Teelöffel geriebener frischer Ingwer
- Saft und Schale von 1 Limette
- 1 Tasse Wasser
- ½ Teelöffel gemahlener Zimt
- ¼ Teelöffel gemahlene Muskatnuss

RICHTLINIEN:
1. Karotten, Birne, Ingwer, Limettensaft, Limettenschale, Wasser, Zimt und Muskatnuss in einen Mixer geben und so lange mixen lassen, bis die Mischung wirklich püriert ist.
2. Die Mischung in zwei Gläser gießen, servieren und genießen.

Nährwertangaben pro Portion:
Kalorien: 74, Fett gesamt: 0g, Cholesterin: 0mg, Natrium: 43mg, Kohlenhydrate gesamt: 19g, Zucker: 11g, Ballaststoffe: 4g, Eiweiß: 1g

Grüner Apfel-Haferkleie-Smoothie

Vorbereitungszeit: 5 Minuten, **Kochzeit:** 5 Minuten, **Portionen:** 1

ZUTATEN:

- ¾ Tasse (180 ml) ungesüßte Vanille-Mandel- oder Cashewmilch
- 2 Esslöffel Haferkleie
- ¼ Teelöffel Apfelkuchengewürz oder gemahlener Zimt
- ½ Teelöffel Vanilleextrakt
- 1 Tasse Babyspinat oder ⅓ Tasse gefroren
- ½ Tasse (120 ml) fettarmer griechischer Joghurt
- 1 Esslöffel Avocado
- ½ mittelgroße Banane, in Scheiben geschnitten und gefroren
- ½ Tasse grüner Apfel, ungeschält, zerkleinert und gefroren
- ¼ Tasse gekochte oder eingemachte weiße Bohnen, abgespült und abgetropft
- ½ Tasse Eis

RICHTLINIEN:

1. Milch, Haferkleie, Vanille, Spinat, Apfelkuchengewürz, Joghurt, Banane, Apfel, Bohnen, Avocado und Eis in einem leistungsstarken Mixer mixen.
2. Mixen, bis die Masse glatt ist.

Nährwertangaben pro Portion:

Kalorien: 319, Gesamtfett: 5g, Gesättigtes Fett: <1g, Gesamtkohlenhydrate: 50g, Eiweiß: 21g, Cholesterin: 5mg, Natrium: 226mg, Kalium: 1.074mg, Ballaststoffe: 10g, Zucker: 19g

Grüner Smoothie mit Beeren und Banane

Vorbereitungszeit: 15 Minuten, **Kochzeit:** 5 Minuten, **Portionen:** 2

ZUTATEN:
- 2 Tassen Spinat
- 1 Esslöffel Mandelbutter
- ¾ Tasse gefrorene Brombeeren
- 1 Tasse Wasser
- 1 kleine gefrorene Banane, zerkleinert
- ¾ Tasse gefrorene Heidelbeeren

RICHTLINIEN:
1. In einem Mixer, setzen Sie den Spinat und Wasser. Auf niedriger Stufe mixen, bis sich der Spinat zu zersetzen beginnt, dann auf mittlere Stufe schalten und rühren, bis er vollständig zersetzt und glatt ist.
2. Brombeeren, Blaubeeren, Banane und Mandelbutter hinzufügen und bei mittlerer bis hoher Geschwindigkeit 1 Minute lang kombinieren, bis die gewünschte Konsistenz erreicht ist.
3. Aus dem Mixer nehmen und genießen.

Nährwertangaben pro Portion:
Kalorien: 159, Fett: 5g, Eiweiß: 4g, Kohlenhydrate: 29g, Ballaststoffe: 7g, Zucker: 13g, Natrium: 30mg, Cholesterin: 0mg

Gesunder grüner Avocado-Smoothie

Vorbereitungszeit: 15 Minuten, **Kochzeit:** 10 Minuten, **Portionen:** 2

ZUTATEN:

- ¾-1 Tasse Wasser
- 1 Tasse gehackter Grünkohl
- 3-4 Eiswürfel
- 1 kleine Avocado, entkernt, geschält und gewürfelt
- 1 Mandarine, geschält und in Segmente geteilt
- 1 grüner Apfel, gewürfelt
- 2 kleine Kiwis, geschält und halbiert

RICHTLINIEN:

1. Den Grünkohl und das Wasser in einen Mixer geben. Auf niedriger Stufe rühren, bis sich der Grünkohl zu zersetzen beginnt, dann auf mittlere Stufe erhöhen und eine Minute lang rühren, bis er sich vollständig zersetzt hat und glatt ist.
2. Apfel, Kiwi, Avocado, Mandarine und Eiswürfel in den Mixer geben.
3. Bei mittlerer bis hoher Geschwindigkeit etwa 1 Minute lang mixen, bis die gewünschte Konsistenz erreicht ist.
4. Aus dem Mixer nehmen und genießen.

Nährwertangaben pro Portion:

Kalorien: 271, Fett: 15g, Eiweiß: 4g, Kohlenhydrate: 39g, Ballaststoffe: 13g, Zucker: 10g, Natrium: 29 mg, Cholesterin: 0mg

Gesunde grüne Smoothie-Schale

Vorbereitungszeit: 10 Minuten, **Kochzeit:** 3 Minuten, **Portionen:** 2

ZUTATEN:
- 1 grüner Apfel, in dünne Scheiben geschnitten, geteilt
- 1 Banane, in Würfel geschnitten
- 1 Tasse gefrorene Mango-Stücke
- 1 Tasse gehackte Grünkohlblätter
- 1 Tasse Babyspinat
- 1 Tasse 1%ige Milch
- ¼ Tasse ungesüßte Kokosnussflocken
- ½ Zitrone, in dünne Scheiben geschnitten

RICHTLINIEN:
1. In einer kleinen trockenen Pfanne die Kokosflocken bei mittlerer Hitze 2 bis 3 Minuten rösten, bis sie leicht gebräunt sind. Beiseite stellen.
2. Drei Viertel der Apfelscheiben, die gesamte Banane, Mango, Grünkohl, Spinat und Milch in einem Mixer gut pürieren. In einen Vorratsbehälter füllen. Bewahren Sie den Smoothie, die restlichen Apfelscheiben, die Zitronenscheiben und die geröstete Kokosnuss separat auf.
3. Für jede Portion die Hälfte des Smoothies in eine Schüssel geben. Die Hälfte der restlichen Apfelscheiben, die Hälfte der Zitronenscheiben und die Kokosflocken darüber geben.

Nährwertangaben pro Portion:
Kalorien: 262, Gesamtfett: 6,5g, Kohlenhydrate: 47g, Ballaststoffe: 7,5g, Eiweiß: 8g, Kalzium: 196mg, Kalium: 351mg, Magnesium: 44mg, Natrium: 94mg, Cholesterin: 12mg, Zucker: 21,9g

Gesunder Pfirsich-Grüner Smoothie

Vorbereitungszeit: 15 Minuten, **Kochzeit:** 5 Minuten, **Portionen:** 2

ZUTATEN:

- 2 Tassen Spinat
- ½ Tasse gefrorene Erdbeeren
- 1½ Tassen gefrorener Pfirsich
- 1 Tasse Wasser
- 1 Esslöffel Kokosnussöl
- 1 kleine gefrorene Banane, zerkleinert

RICHTLINIEN:

1. Den Spinat und das Wasser in einen Mixer geben.
2. Die Mischung bei niedriger Geschwindigkeit beginnen, bis der Spinat anfängt, sich zu zersetzen, dann auf mittlere Geschwindigkeit umschalten und rühren, bis er vollständig zersetzt und glatt ist.
3. Die Früchte und das Kokosöl hinzufügen und bei mittlerer bis hoher Geschwindigkeit 1 Minute lang mixen, bis die gewünschte Konsistenz erreicht ist.
4. Aus dem Mixer nehmen und genießen.

Nährwertangaben pro Portion:

Kalorien: 178, Fett: 7g, Eiweiß: 3g, Kohlenhydrate: 30g, Ballaststoffe: 5g, Zucker: 8g, Natrium: 27mg, Cholesterin: 0mg

Mango-Trauben-Smoothie mit Thymian und Fenchel

Vorbereitungszeit: 10 Minuten, **Kochzeit:** 0, **Portionen:** 1

ZUTATEN:
- 1 Tasse frische oder gefrorene Mango-Stücke
- ½ Teelöffel frische Thymianblätter
- ½ Tasse frische kernlose grüne Weintrauben
- ¼ Fenchelknolle
- ½ Tasse ungesüßte Mandelmilch
- Prise Meersalz
- Eine Prise frisch gemahlener schwarzer Pfeffer
- Eis (wahlweise)

RICHTLINIEN:
1. Mango, Thymianblätter, Weintrauben, Fenchel, Mandelmilch, Meersalz, Pfeffer und Eis (falls verwendet) in einen Mixer geben und glatt pürieren.
2. In Gläsern servieren. Nach Belieben garnieren.

Nährwertangaben pro Portion:
Kalorien: 274, Gesamtfett: 4g, Gesamtkohlenhydrate: 65g, Zucker: 54g, Ballaststoffe: 7g, Eiweiß: 3g, Natrium: 125mg, Cholesterin: 0mg

Orangen-Pistazien-Smoothie

Vorbereitungszeit: 5 Minuten, **Kochzeit:** 0, **Portionen:** 1

ZUTATEN:

- ½ Tasse (120 ml) griechischer Joghurt aus Vollmilch
- ½ Tasse (120 ml) ungesüßte Mandelmilch
- Schale und Saft von 1 Clementine oder ½ Orange
- 1 Esslöffel kaltgepresstes Olivenöl oder MCT-Öl
- 1 Esslöffel geschälte Pistazien, grob gehackt
- 1 bis 2 Teelöffel Mönchsfruchtextrakt oder Stevia (optional)
- ¼ bis ½ Teelöffel gemahlener Piment
- ¼ Teelöffel gemahlener Zimt
- ¼ Teelöffel Vanilleextrakt

RICHTLINIEN:

1. Joghurt, Clementinenschale und -saft, ½ Tasse Mandelmilch, Olivenöl, Mönchsfruchtextrakt, Zimt, Pistazien, Piment und Vanille in einen Mixer geben und so lange mixen, bis die Masse glatt und cremig ist.

Nährwertangaben pro Portion:

Kalorien: 264, Kohlenhydrate insgesamt: 12g, Eiweiß: 6g, Fett insgesamt: 22g, Kohlenhydrate netto: 10g, Ballaststoffe: 2g, Natrium: 127mg, Zucker: 17.9g, Cholesterin: 21mg

Kapitel 11: Salat

Avocado- und Apfel-Hühnersalat

Vorbereitungszeit: 15 Minuten, **Kochzeit:** 8 Minuten, **Portionen:** 4

ZUTATEN:

- 2 Esslöffel Olivenöl
- 4 (4 Unzen, 113 g) Hähnchenbrusthälften ohne Haut und Knochen
- 3 Esslöffel Balsamico-Essig
- 8 Tassen gemischter Blattsalat
- 1 Tasse gewürfelter, geschälter Apfel
- ¾ Tasse Avocado, geschält und entkernt
- Kochspray
- Optional: 2 Esslöffel frisch gepresster Limettensaft

RICHTLINIEN:

1. Bereiten Sie einen Grill für hohe Hitze vor. Den Grillrost mit Kochspray einsprühen. Wenn Sie keinen Grill haben, können Sie das Hähnchen in einer ofenfesten Pfanne unter dem Grillrost 5 bis 6 Minuten grillen.
2. Olivenöl, Balsamico-Essig und Limettensaft (falls verwendet) in einer kleinen Schüssel vermischen. Das Hähnchen auf einen großen Teller legen. Dann 2 Esslöffel der Ölmischung über das Huhn geben, den Rest für die Salatsoße aufheben. Das Hähnchen umdrehen und 5 Minuten ruhen lassen.
3. Hähnchen auf den Grillrost legen. 4 Minuten auf jeder Seite garen oder bis ein Thermometer 165°F (74°C) anzeigt. Auf einen Teller nehmen und kreuzweise in Streifen schneiden.
4. Grünzeug, Apfel und Avocado auf 4 Serviertellern anrichten. Hähnchen über das Grünzeug geben. Reserviertes Dressing über die Salate träufeln.

Nährwertangaben pro Portion:
Kalorien: 288, Gesamtfett: 16g, Gesättigtes Fett: 3g, Cholesterin: 65mg, Natrium: 81mg, Kalium: 175mg, Kohlenhydrate gesamt: 8g, Ballaststoffe: 5g, Zucker: 4g, Eiweiß: 27g

Bester Salat aus gerösteten Rüben, Avocado und Brunnenkresse

Vorbereitungszeit: 15 Minuten, **Kochzeit:** 60 Minuten, **Portionen:** 4

ZUTATEN:
- 1 Esslöffel natives Olivenöl extra
- 1 Bund (etwa 1½ Pfund, 680 g) goldene und rote Rüben
- 1 Bund (ca. 4 Unzen, 113 g) Brunnenkresse
- 1 Avocado, geschält, entkernt und gewürfelt
- ¼ Tasse zerbröckelter Feta-Käse
- 1 Esslöffel Weißweinessig
- ½ Teelöffel koscheres Salz
- ¼ Teelöffel frisch gemahlener schwarzer Pfeffer
- ¼ Tasse Walnüsse, geröstet
- 1 Esslöffel frischer Schnittlauch, gehackt

RICHTLINIEN:
1. Den Ofen auf 425°F(218°C) vorheizen. Die Rüben waschen und putzen (einen Zentimeter oberhalb der Rübenwurzel abschneiden, ggf. den langen Schwanz stehen lassen), dann jede Rübe einzeln in Folie wickeln.
2. Die Rüben auf ein Backblech legen und rösten, bis sie gar sind, je nach Größe der Rüben 45 bis 60 Minuten. Kontrollieren Sie nach 45 Minuten. Wenn sie sich mit einer Gabel leicht durchstechen lassen, sind die Rüben gar.
3. Die Rüben aus dem Ofen nehmen und abkühlen lassen. Unter fließendem kaltem Wasser die Haut abziehen. Die Rüben in mundgerechte Würfel oder Spalten schneiden.
4. In einer großen Schüssel das Olivenöl, den Essig, das Salz und den schwarzen Pfeffer miteinander verquirlen. Die Brunnenkresse und die Rote Bete hinzufügen und gut durchschwenken. Avocado, Feta, Walnüsse und Schnittlauch hinzufügen und vorsichtig mischen.

Nährwertangaben pro Portion:
Kalorien: 235, Gesamtfett: 16g, Gesättigtes Fett: 3g, Cholesterin: 8mg, Natrium: 365mg, Kalium: 790mg, Kohlenhydrate insgesamt: 21g, Ballaststoffe: 8g, Zucker: 12g, Eiweiß: 6g, Magnesium: 65mg, Kalzium: 95mg

Salat mit Huhn, Cantaloupe, Salat und Pinienkernen

Vorbereitungszeit: 10 Minuten, **Kochzeit:** 0 Minuten, **Portionen:** 3

ZUTATEN:
FÜR DEN SALAT:
- 4 Tassen gehackter Kopfsalat, verpackt
- 1½ Tassen gewürfelte Cantaloupe
- 1½ Tassen zerkleinertes Brathähnchen
- ½ Tasse Pinienkerne
- ¼ Tasse zerbröckelter Feta

FÜR DAS DRESSING:
- 2 Teelöffel Ahornsirup
- 2 Esslöffel kaltgepresstes Olivenöl
- 2 Teelöffel brauner Reisessig

RICHTLINIEN:
FÜR DIE ZUBEREITUNG DES SALATS
1. Den Salat in drei Portionen teilen. Auf jede Portion ⅓ der Melone, des Hähnchens, der Pinienkerne und des Feta schichten.
2. Etwas von dem Dressing über jede Salatportion geben. Sofort servieren.

FÜR DIE ZUBEREITUNG DES DRESSINGS
1. Ahornsirup, Olivenöl und braunen Reisessig in einer kleinen Schüssel vermengen.

Nährwertangaben pro Portion:
Kalorien: 396, Gesamtfett: 22g, Eiweiß: 27g, Kohlenhydrate: 24g, Zucker: 12g, Ballaststoffe: 4g, Natrium: 236mg, Cholesterin: 11mg

Gehackter Salat mit Thunfisch

Vorbereitungszeit: 15 Minuten, **Kochzeit:** 1 Minute, **Portionen:** 4

ZUTATEN:
- 2 Esslöffel kaltgepresstes Olivenöl
- 2 (6 Unzen, 170 g) Dosen Thunfisch ohne Salzzusatz, in Wasser verpackt, abgetropft
- 12 Oliven, entkernt und gehackt
- 6 Tassen Babyspinat
- 2 Esslöffel Zitronensaft
- 2 Teelöffel Dijon-Senf
- ½ Teelöffel koscheres Salz
- ¼ Teelöffel frisch gemahlener schwarzer Pfeffer
- ½ Tasse Staudensellerie, gewürfelt
- ½ Tasse rote Zwiebel, gewürfelt
- ½ Tasse rote Paprika, gewürfelt
- ½ Tasse frische Petersilie, gehackt

RICHTLINIEN:
1. In einer mittelgroßen Schüssel das Olivenöl, den Zitronensaft, den Senf, das Salz und den schwarzen Pfeffer miteinander verquirlen. Die Oliven, den Sellerie, die Zwiebel, die Paprika und die Petersilie hinzugeben und gut vermischen. Den Thunfisch hinzufügen und vorsichtig untermischen.
2. Den Spinat gleichmäßig auf 4 Teller oder Schüsseln verteilen. Den Thunfischsalat gleichmäßig auf dem Spinat verteilen.

Nährwertangaben pro Portion:
Kalorien: 220, Gesamtfett: 11g, Gesättigtes Fett: 1g, Cholesterin: 38mg, Natrium: 396mg, Kalium: 420mg, Kohlenhydrate insgesamt: 7g, Ballaststoffe: 2g, Zucker: 2g, Eiweiß: 25g, Magnesium: 45mg, Kalzium: 70mg

Pistazien-Hirse-Salat mit Früchten

Vorbereitungszeit: 10 Minuten**, Kochzeit:** 15 Minuten**, Portionen:** 4

ZUTATEN:

- 1 Tasse Hirse
- ½ Tasse Pistazien, geröstet
- ½ Tasse getrocknete Longans
- ½ Tasse Erdnüsse, geröstet
- 2 Kiwis, gewürfelt
- Schale und Saft von 2 Orangen
- 3 Esslöffel rubinroter Portwein
- 2 Esslöffel fein gehackte Kurkuma

RICHTLINIEN:

1. 2 Liter leicht gesalzenes Wasser bei starker Hitze zum Kochen bringen und die Hirse hineingeben. Zum Kochen bringen, die Hitze auf mittlere Stufe reduzieren, abdecken und 12 bis 14 Minuten köcheln lassen. Das Wasser abgießen, die Hirse abspülen, bis sie abgekühlt ist, und beiseite stellen.
2. Orangensaft und -schale sowie Ruby Port in einer großen Schüssel verquirlen. Umrühren, bis alles gut vermischt ist. Pistazien, Longans, Erdnüsse, Kiwis und Kurkuma unterrühren und gut vermischen. Die gekochte Hirse hinzugeben und durchschwenken. Vor dem Servieren in den Kühlschrank stellen.

Nährwertangaben pro Portion:

Kalorien: 388, Eiweiß: 7.8g, Fett: 3.13g, Kohlenhydrate: 87,25g, Ballaststoffe: 8,3g, Zucker: 40,47g, Natrium: 36mg, Cholesterin: 0mg

Gesunder Nudelsalat mit Huhn

Vorbereitungszeit: 25 Minuten, **Kochzeit:** 20 Minuten, **Portionen:** 6

ZUTATEN:

- 8 Unzen (227 g) Vollkorn-Penne-Nudeln
- 1 (6 Unzen (170)) Hühnerbrust ohne Knochen und ohne Haut
- ½ Tasse fettarmer griechischer Joghurt
- ¼ Tasse Walnussstücke
- ⅛ Teelöffel Meersalz
- ½ Teelöffel gemahlener schwarzer Pfeffer
- 1 Esslöffel Rotweinessig
- 1 Tasse halbierte kernlose rote Weintrauben
- ½ Tasse gehackter Sellerie

RICHTLINIEN:

1. Einen großen Topf vorbereiten, Wasser einfüllen, zum Kochen bringen und ein wenig Olivenöl hineingeben, damit der Teig nicht zusammenklebt. Die Nudeln in das kochende Wasser geben, einmal umrühren und 8 bis 10 Minuten kochen, bis sie hart werden. Die Nudeln herausnehmen und für die spätere Verwendung beiseite stellen.
2. Während die Nudeln kochen, das Huhn verarbeiten. Schneiden Sie das Fett vom Huhn ab (falls vorhanden) und schneiden Sie es dann in kleine Würfel. Einen mittelgroßen Topf mit Wasser füllen, die Hähnchenwürfel hineingeben (das Wasser sollte sie bedecken), dann die Hitze erhöhen und 5 bis 6 Minuten kochen lassen.
3. Die Nudeln und das Huhn aus dem Topf nehmen und abtropfen lassen. In einer großen Schüssel die Nudeln und das Hähnchenfleisch mit den restlichen Zutaten vermischen und gut durchrühren. Es wird empfohlen, das Gericht vor dem Verzehr 20 bis 30 Minuten in den Kühlschrank zu stellen.

Nährwertangaben pro Portion:

Kalorien: 115, Fett: 4g, Eiweiß: 10g, Kohlenhydrate: 11g, Ballaststoffe: 32g, Zucker: 3g, Natrium: 84mg, Cholesterin: 5mg

Gesunder Salat aus Kürbis und warmer Gerste

Vorbereitungszeit: 20 Minuten, **Kochzeit:** 40 Minuten, **Portionen:** 8

ZUTATEN:
- 1 kleiner Butternusskürbis
- 1 Tasse Perlgraupen
- 2 Tassen Brokkoli-Röschen
- 1 Tasse Walnüsse, geröstet und gehackt
- 2 Tassen Babygrünkohl
- ½ rote Zwiebel, in Scheiben geschnitten
- 2 Knoblauchzehen, gehackt
- ¼ Teelöffel frisch gemahlener schwarzer Pfeffer
- 2 Esslöffel Balsamico-Essig
- 3 Teelöffel plus 2 Esslöffel kaltgepresstes Olivenöl, aufgeteilt
- ½ Teelöffel Salz

RICHTLINIEN:
1. Den Backofen auf 400°F(205ºC) vorheizen. Das Backblech mit Pergamentpapier auslegen.
2. Eine große Schüssel herausnehmen, den Kürbis mit 2 Teelöffeln Olivenöl verrühren. Auf das vorbereitete Backblech geben und 20 Minuten lang backen.
3. Den Brokkoli und 1 Teelöffel Olivenöl in die gleiche Schüssel geben und gut durchschwenken. Nach 20 Minuten den Kürbis umdrehen und an den Rand des Backblechs schieben. Den Brokkoli auf die andere Seite geben und weitere 20 Minuten backen, bis er weich ist.
4. Einen mittelgroßen Topf nehmen, die Gerste mit ein paar Zentimetern Wasser bedecken. Zum Kochen bringen, dann die Hitze reduzieren und zugedeckt 30 Minuten köcheln lassen, bis sie weich ist.
5. Die Gerste in eine große Schüssel geben und mit dem gekochten Kürbis, Brokkoli, den Walnüssen, dem Grünkohl und den Zwiebeln mischen.
6. In einer kleinen Schüssel die restlichen 2 Esslöffel Olivenöl, Balsamico-Essig, Knoblauch, Salz und Pfeffer verrühren. Den Salat und die Gewürze miteinander vermengen und servieren.

Nährwertangaben pro Portion:
Kalorien: 274, Gesamtfett: 15g, Eiweiß: 6g, Kohlenhydrate: 32g, Zucker: 3g, Ballaststoffe: 7g, Natrium: 144mg, Cholesterin: 2mg

Zitroniger Kurkuma-Hühnersalat

Vorbereitungszeit: 15 Minuten, **Kochzeit:** 20 Minuten, **Portionen:** 4

ZUTATEN:
- 4 Hühnerbrüste ohne Knochen und ohne Haut
- 6 Tassen gehackter Römersalat
- 1 Knoblauchzehe, gehackt
- 1 Teelöffel Salz
- ¼ Teelöffel gemahlene Gelbwurzel
- ¼ Teelöffel frisch gemahlener schwarzer Pfeffer
- 1 Esslöffel natives Olivenöl extra
- 1 Esslöffel gehackter frischer Koriander
- ½ Tasse (120 ml) ungesüßter Mandeljoghurt
- 1 Esslöffel frisch gepresster Zitronensaft
- 1 Teelöffel Zitronenschale
- ½ Tasse gehackte Mandeln

RICHTLINIEN:
1. Die Hähnchenbrust in eine flache Auflaufform legen.
2. Olivenöl, Knoblauch, Koriander, Kurkuma, Salz und Pfeffer in einer kleinen Schüssel verquirlen. Das Huhn mit der Mischung einreiben. Das Huhn abdecken und mindestens 30 Minuten im Kühlschrank marinieren.
3. Den Backofen auf 375°F (190°C) vorheizen. Wenn der Ofen heiß ist, die Auflaufform in den vorgeheizten Ofen stellen und 20 Minuten lang backen. Aus dem Ofen nehmen und beiseite stellen.
4. Den Zitronensaft, den Joghurt und die Zitronenschale in einer großen Schüssel verquirlen. Die Mandeln und den Römersalat hinzufügen und mit dem Dressing vermischen.
5. Den Salat auf eine Servierplatte geben. Die Hähnchenbrust in Streifen schneiden und auf dem Salat anrichten.

Nährwertangaben pro Portion:
Kalorien: 418, Kohlenhydrate insgesamt: 10g, Eiweiß: 46g, Gesamtfett: 21g, Zucker: 3g, Ballaststoffe: 4g, Natrium: 759mg, Cholesterin: 1mg

Zitroniger Gemüsesalat

Vorbereitungszeit: 10 Minuten, **Kochzeit:** 0, **Portionen:** 4

ZUTATEN:

- Schale von 1 Limette und Saft von 2 Limetten
- ¼ Tasse (60mL) brauner Reissirup
- Natriumarme Gemüsebrühe
- 2 Esslöffel trockner Weißwein
- 4 Tassen grob gehackter Spinat
- 1 rote Paprikaschote, entkernt und in feine Streifen geschnitten
- 1 Esslöffel Minze
- 1 Tasse Mungobohnensprossen
- ½ Tasse gehackte Petersilie
- ½ Tasse gehackter Dill
- 1 Serrano-Chili, diagonal in dünne Scheiben geschnitten (für weniger Schärfe die Kerne entfernen)
- 2 Esslöffel Erdnüsse, geröstet
- Ponzu-Soße

RICHTLINIEN:

1. Limettenschale und -saft, braunen Reissirup und Gemüsebrühe in einer großen Schüssel verquirlen und gut durchschwenken.
2. Den trockenen Weißwein, den Spinat, die Paprika, die Minze, den Rosenkohl, die Petersilie, den Dill, den Chili und die Erdnüsse in die Schüssel geben und gut durchschwenken.
3. Mit der Ponzu-Sauce servieren.

Nährwertangaben pro Portion:
Kalorien: 95, Eiweiß: 2.91g, Fett: 0.65g, Kohlenhydrate: 21,18g, Ballaststoffe: 1,3g, Zucker: 12,03g, Natrium: 83mg, Cholesterin: 0mg

Kapitel 12: Snacks und Desserts

Dattel-Kürbis-Häppchen

Vorbereitungszeit: 10 Minuten, **Kochzeit:** 20 Minuten, **Portionen:** 12 Bissen

ZUTATEN:

- 2 Tassen altmodische Haferflocken
- ¾ Tasse (180mL) Kürbispüree
- ¾ Tasse (180mL) ungesüßtes Apfelmus
- 1 Teelöffel Kokosnussöl (zum Einfetten)
- 1½ Teelöffel Muskatnuss
- ½ Tasse Kokosnussflocken
- ¾ Tasse Datteln, entsteint und gewürfelt
- ¼ Teelöffel gemahlene Nelken
- ¼ Tasse gehackte Aprikosen

RICHTLINIEN:

1. Den Backofen auf 180 °C vorheizen und eine Muffinform leicht einölen.
2. Die Haferflocken in einem Mixer verarbeiten, bis sie zu Mehl werden.
3. Kürbispüree, Apfelmus, Muskatnuss, Nelken, Aprikosen und Kokosflocken hinzufügen.
4. Verarbeiten, bis die Masse glatt ist.
5. Die Datteln hinzufügen und mit einem Löffel umrühren.
6. Den Teig in die Muffinform geben und jede Form zur Hälfte füllen.
7. 18 bis 20 Minuten im vorgeheizten Backofen backen. Testen Sie, indem Sie mit einem Zahnstocher in die Mitte eines Muffins stechen. Wenn der Zahnstocher trocken herauskommt, sind die Muffins fertig.

Nährwertangaben pro Portion:
Kalorien: 139, Fett: 6.1g, Kohlenhydrate: 23,6g, Eiweiß: 5,4g, Cholesterin: 0mg, Natrium: 30mg, Ballaststoffe: 4,3g, Zucker: 8,7g

Mandelmilchpudding mit Himbeersauce

Vorbereitungszeit: 5 Minuten, **Kochzeit:** 3 Stunden, **für alle:** 6

ZUTATEN:
- 1 (10 Unzen, 283 g) Beutel gefrorene Himbeeren, aufgetaut
- 2 Unzen (57 g) Frischkäse, bei Raumtemperatur
- 2 Tassen ungesüßte Vanille-Mandelmilch
- ½ Tasse weißer Reis
- ⅓ Tasse Zucker
- ⅛ Teelöffel Salz

RICHTLINIEN:
1. Mandelmilch, Reis, Zucker und Salz in einem 3-Quart-Slow Cooker vermischen. Abdecken und 2 Stunden lang auf niedriger Stufe kochen. Wenn Sie auf hoher Stufe kochen, wird der Reis ungleichmäßig gar.
2. Den Pudding umrühren, wieder abdecken und weitere 1 bis 1½ Stunden kochen oder bis der Reis sehr zart ist.
3. Den Frischkäse hinzufügen und rühren, bis er geschmolzen ist.
4. In eine Schüssel umfüllen und in den Kühlschrank stellen, bis der Milchreis abgekühlt ist.
5. Die Himbeeren in einen Mixer oder eine Küchenmaschine geben und pürieren, bis sie glatt sind. In eine Schüssel geben.
6. Sie können den Milchreis servieren, wenn er abgekühlt ist, etwa 30 Minuten abkühlen lassen. Wenn Sie ihn kalt servieren, rühren Sie ihn noch einmal um und servieren Sie ihn mit der Himbeersauce. Die Himbeersauce kann abgedeckt bis zu 3 Tage im Kühlschrank aufbewahrt werden.

Nährwertangaben pro Portion:
Kalorien: 169, Gesamtfett: 5g, Gesättigtes Fett: 2g, Natrium: 140mg, Phosphor: 50mg, Kalium: 171mg, Kohlenhydrate: 30g, Ballaststoffe: 2g, Eiweiß: 3g, Zucker: 15g, Cholesterin: 9mg

Beeren-Cobbler

Vorbereitungszeit: 20 Minuten, **Kochzeit:** 1 Stunde, **Portionen:** 8

ZUTATEN:
FÜR DIE FÜLLUNG:
- 5 Tassen gemischte Beeren (z. B. Heidelbeeren, Himbeeren und Erdbeeren)
- 2 Esslöffel frischer Zitronensaft
- ⅓ Tasse trockener Süßstoff
- 3 Esslöffel Speisestärke
- Prise Salz

FÜR DEN BISKUITBELAG:
- ½ Tasse (120 ml) ungesüßte Milch auf Pflanzenbasis
- 1 Teelöffel Apfelessig
- 1 Teelöffel reiner Vanilleextrakt
- 1½ Tassen Hafermehl
- 1 Esslöffel Backpulver
- ¼ Tasse trockener Süßstoff
- ¼ Teelöffel Salz
- 3 Esslöffel ungesüßtes Apfelmus
- 2 Esslöffel Mandelbutter

ZUM BESPRÜHEN:
- 1 Esslöffel trockener Süßstoff
- ¼ Teelöffel gemahlener Zimt

RICHTLINIEN:
1. Heizen Sie den Ofen auf 220 °C vor. Eine 8 × 8-Zoll-Backform mit Pergamentpapier auslegen und darauf achten, dass das Pergamentpapier bis zum Rand der Form reicht, oder eine 8 × 8-Zoll-Backform mit Antihaftbeschichtung oder Silikon vorbereiten.

UM DIE FÜLLUNG HERZUSTELLEN:
1. Beeren, Süßstoff, Maisstärke, Zitronensaft und Salz in einer großen Schüssel vermischen, bis alles gut vermischt ist. Die Mischung in die vorbereitete Form geben. 25 Minuten lang mit Alufolie abgedeckt backen.
2. UM DEN BISKUITBELAG HERZUSTELLEN:
3. Den Apfelessig und die Pflanzenmilch in einem großen Messbecher verquirlen. Beiseite stellen und einige Minuten gerinnen lassen, dann die Vanille hinzufügen.
4. Backpulver, Hafermehl, Süßstoff und Salz in eine große Schüssel sieben.
5. Apfelmus und Mandelbutter in einer kleinen Schüssel vermengen.
6. Die Apfelmusmischung und die Mehlmischung mit einer Gabel verrühren, bis sie krümelig sind. Die Milchmischung hinzugeben und umrühren, bis sie gerade noch feucht ist.

UM DEN COBBLER ZUSAMMENZUSTELLEN:

1. Die Ofentemperatur auf 350°F (180ºC) reduzieren. Die Folie von der Form entfernen und löffelweise den Teig auf die Beerenfüllung geben. Zimt und Süßstoff mischen und gleichmäßig über den Biskuitteig streuen. Die Form wieder in den Ofen schieben und weitere 20 Minuten backen.
2. Die Form aus dem Ofen nehmen und auf ein Abkühlgitter stellen. Warm servieren.

Nährwertangaben pro Portion:
Kalorien: 251, Kohlenhydrate: 50.17g, Protein: 4.11g, Fett: 5.13g, Ballaststoffe: 2.3g, Zucker: 30.84g, Natrium: 401mg, Cholesterin: 1mg

Schokoladen-Cupcakes

Vorbereitungszeit: 15 Minuten, **Backzeit:** 30 Minuten, **Portionen:** 12 Muffins

ZUTATEN:

- 1 Tasse Weizenvollkornmehl oder Dinkelmehl
- ⅓ Tasse Kakaopulver, entweder normales ungesüßtes oder holländisch verarbeitetes
- 2 Unzen (57 g) ungesüßte Schokolade
- 1 Tasse (240 ml) ungesüßte Milch auf Pflanzenbasis
- 1 Teelöffel Apfelessig
- ⅔ Tasse trockener Süßstoff
- ¼ Tasse (60 ml) ungesüßtes Apfelmus
- 1 Teelöffel reiner Vanilleextrakt
- ¾ Teelöffel Backpulver
- ½ Teelöffel Backpulver
- ¼ Teelöffel Salz
- 1 Charge Karamell-Schokoladenglasur

RICHTLINIEN:

1. Heizen Sie den Ofen auf 180 °C vor. Ein Muffinblech mit 12 Mulden mit Silikonfächern auslegen oder ein Muffinblech mit Antihaftbeschichtung oder Silikon vorbereiten.
2. Die Schokolade in der Mikrowelle in einer kleinen Schüssel schmelzen. Beiseite stellen.
3. Essig und pflanzliche Milch in einer großen Schüssel verquirlen. Einige Minuten beiseite stellen, bis sie geronnen ist. Den trockenen Süßstoff, die Vanille, das Apfelmus und die geschmolzene Schokolade einrühren.
4. Mehl, Natron, Kakaopulver, Backpulver und Salz in eine separate Schüssel sieben. Die Mischung zur Hälfte zu den feuchten Zutaten geben und verquirlen, bis keine großen Klumpen mehr vorhanden sind.
5. Den Teig in die vorbereitete Form schaufeln, so dass jede Tasse zu drei Vierteln gefüllt ist. 18 bis 20 Minuten backen, bis ein in die Mitte gesteckter Zahnstocher sauber herauskommt.
6. Die Pfanne aus dem Ofen nehmen und die Cupcakes mindestens 20 Minuten lang abkühlen lassen, dann mit einem Messer vorsichtig an den Rändern jedes Cupcakes entlangfahren und herausnehmen. Die Cupcakes sollten vollständig abgekühlt sein, dann mit dem Fudgy Chocolate Frosting bestreichen.

Nährwertangaben pro Portion:

Kalorien: 110, Kohlenhydrate: 24.63g, Protein: 2.51g, Fett: 1.29g, Ballaststoffe: 2g, Zucker: 14.38g, Natrium: 143mg, Cholesterin: 2mg

Kokosmeringues mit Erdbeeren und Minze

Vorbereitungszeit: 25 Minuten, **Kochzeit:** 1 Stunde 30 Minuten, **für alle:** 6

ZUTATEN:
- 4 große Eiweiß
- 8 Unzen (227 g) Erdbeeren, gewürfelt
- ¾ Tasse Zucker
- 1 Teelöffel Vanilleextrakt
- ½ Teelöffel Weinstein
- ¼ Tasse frische Minze, gehackt
- ¼ Tasse ungesüßte Kokosnussraspeln, geröstet

RICHTLINIEN:
1. Den Ofen auf 225°F(107°C) vorheizen. 2 Backbleche mit Pergamentpapier auslegen.
2. Eiweiß, Vanille und Weinstein in die Schüssel eines Standmixers geben (oder eine große Schüssel mit einem elektrischen Handrührgerät verwenden) und bei mittlerer Geschwindigkeit etwa 2 bis 3 Minuten schlagen, bis sich weiche Spitzen bilden. Erhöhen Sie die Geschwindigkeit und fügen Sie nach und nach den Zucker hinzu. Schlagen Sie etwa 2 bis 3 Minuten, bis sich steife Spitzen bilden und die Masse glänzend und glatt aussieht.
3. Mit einem Spatel oder Löffel ⅓ Tasse Baiser auf das vorbereitete Backblech fallen lassen, glattstreichen und nach Wunsch formen. Insgesamt 12 Baisers herstellen, 6 pro Blech, wobei zwischen den Baisers ein Abstand von mindestens 2 cm bleiben sollte.
4. 1,5 Stunden lang backen, dabei die Backbleche nach der Hälfte der Backzeit von oben nach unten und von vorne nach hinten drehen. Nach 1,5 Stunden den Ofen ausschalten, aber die Tür geschlossen halten. Lassen Sie die Baisers weitere 30 Minuten oder sogar länger (oder über Nacht) im Ofen, oder lassen Sie sie auf Zimmertemperatur abkühlen.
5. Die Erdbeeren, die Minze und die Kokosnuss in einer mittelgroßen Schüssel mischen. Pro Person 2 Baisers mit der Fruchtmischung anrichten.

Nährwertangaben pro Portion:
Kalorien: 150, Gesamtfett: 2g, Gesättigtes Fett: 2g, Cholesterin: 0mg, Natrium: 40mg, Kalium: 165mg, Kohlenhydrate gesamt: 29g, Ballaststoffe: 1g, Zucker: 27g, Eiweiß: 3g, Magnesium: 11mg, Kalzium: 11mg

Cremig gekühlter Schokoladen-Marmor-Käsekuchen

Vorbereitungszeit: 15 Minuten, **Kochzeit:** 45 Minuten, **Portionen:** 8

ZUTATEN:

- 2 Esslöffel ungesalzene Butter, geschmolzen
- 4 Unzen (113 g) Schokoladenwaffelkekse, zu Krümeln zerkleinert (etwa 1 Tasse Krümel)
- 16 Unzen (454 g) Frischkäse, bei Raumtemperatur
- ½ Tasse Zucker
- 2 Teelöffel Vanilleextrakt
- 2 Esslöffel schwere Sahne (Schlagsahne)
- 2 Esslöffel saure Sahne
- 2 große Eier
- 3 Unzen (85 g) Zartbitterschokoladenstückchen, geschmolzen

RICHTLINIEN:

1. Die geschmolzene Butter und die Kekskrümel in eine kleine Schüssel geben und verrühren. In den Boden einer 7-Zoll-Springform, drücken Sie die Krümel etwa ½ Zoll an den Seiten.
2. Das Wendegestell in den Innentopf in die untere Position stellen und mit der Springform nach oben stellen.
3. Schließen Sie den Knusperdeckel und wählen Sie Air Crisp, stellen Sie die Temperatur auf 180°C (350°F) und die Garzeit auf 6 Minuten ein. Start drücken. Backen, bis sie fest und duftend sind. Herausnehmen und abkühlen lassen.
4. Den Frischkäse in eine mittelgroße Schüssel geben und mit einem elektrischen Handrührgerät schlagen, bis er sehr glatt ist. Den Zucker hinzufügen und weiterschlagen, bis alles gut vermischt ist. Vanille, Sahne und saure Sahne hinzugeben. Schlagen, bis sie sich verbinden. Nach und nach die Eier hinzugeben und verquirlen.
5. In eine kleine Schüssel mit ½ Tasse der Käsekuchenfüllung schöpfen. Die geschmolzene Schokolade hinzufügen und gut umrühren.
6. Die Vanille-Käsekuchen-Füllung in die Springform gießen. Mit einem Löffel die Schokoladenmischung gleichmäßig auf die Füllung geben. Streichen Sie mit der Spitze eines kleinen Messers oder eines Spießes durch die Füllung, um ein wirbelndes ("marmoriertes") Muster auf der Oberseite des Käsekuchens zu bilden. Decken Sie den Käsekuchen mit Alufolie ab.
7. Geben Sie 1 Tasse Wasser in den inneren Topf. Setzen Sie das Wendegestell in der unteren Position in den Topf ein und stellen Sie es mit der Pfanne nach oben.
8. Verriegeln Sie den Druckdeckel und stellen Sie sicher, dass das Ventil auf "Seal" steht. Wählen Sie Druck, stellen Sie den Druck auf Hoch und die Garzeit auf 25 Minuten. Drücken Sie Start.
9. Nach Beendigung des Garvorgangs den Druck 10 Minuten lang auf natürliche Weise ablassen, dann den restlichen Druck schnell ablassen.

10. Den Druckdeckel entriegeln und vorsichtig abnehmen. Dann den Käsekuchen aus dem Topf nehmen und die Folie entfernen. Der Käsekuchen sollte fest sein, wobei die Mitte etwas weicher ist als die Ränder.
11. Den Käsekuchen 15 bis 20 Minuten bei Raumtemperatur ruhen lassen. Den abgekühlten Kuchen für 3 bis 4 Stunden in den Kühlschrank stellen, bis er gut durchgekühlt ist.

Nährwertangaben pro Portion:
Kalorien: 428, Gesamtfett: 32g, Gesättigtes Fett: 17g, Kohlenhydrate: 30g, Eiweiß: 7g, Ballaststoffe: 2g, Natrium: 285mg, Cholesterin: 129mg, Zucker: 17.2g

Knusprige Graham Crackers

Vorbereitungszeit: 10 Minuten, **Kochzeit:** 30 Minuten, **Portionen:** 12 Kekse

ZUTATEN:
- 1½ Tassen Dinkelmehl, plus zusätzlich zum Bestäuben
- ¼ Tasse (60 ml) ungesüßtes Apfelmus
- ¼ Tasse plus 1 Esslöffel trockener Süßstoff
- ¼ Tasse (60 ml) ungesüßte Milch auf Pflanzenbasis
- ½ Teelöffel Backpulver
- 1 Teelöffel gemahlener Zimt
- ½ Teelöffel Salz
- 2 Esslöffel Melasse
- 1 Teelöffel reiner Vanilleextrakt
- 1 Esslöffel gemahlene Leinsamen

RICHTLINIEN:
1. Den Backofen auf 180 Grad vorheizen.
2. Mehl, Backpulver, ¼ Tasse Süßstoff, ½ Teelöffel Zimt und Salz in einer großen Schüssel mischen. In die Mitte der Schüssel eine Vertiefung machen und Melasse, Apfelmus und Vanille hinzufügen. Die Zutaten mit einer Gabel verrühren, bis sie gut vermischt und krümelig sind.
3. Die pflanzliche Milch und die gemahlenen Leinsamen in einem großen Messbecher verquirlen. Die Mischung in den Teig gießen und umrühren, um ihn zu vermischen. Den Teig einige Male mit den Händen kneten, bis er sich zusammenfügt und eine geschmeidige Teigkugel bilden kann.
4. Eine Arbeitsfläche mit Pergamentpapier auslegen. Den Teig auf das Pergamentpapier legen und zu einem Rechteck ausrollen. Den Teig leicht mit Dinkelmehl bestreuen. Den Teig mit einem Nudelholz zu einem Rechteck von etwa 10 × 14 Zoll ausrollen. Der Teig sollte etwa einen halben Zentimeter dick sein.
5. Schneiden Sie die Ränder mit einem scharfen Messer so zu, dass Sie ein relativ gleichmäßiges Rechteck von 8 × 12 Zoll erhalten. Schneiden Sie den Teig in acht Cracker. Legen Sie das Pergamentpapier auf ein großes Backblech. Sammeln Sie die restlichen Teigreste ein und formen Sie sie zu einer Kugel. Auf einem weiteren Blatt Pergamentpapier rollen Sie die Teigreste zu einem Rechteck in der gewünschten Größe aus. Schneiden Sie die Ränder ab und schneiden Sie sie in vier Cracker. Legen Sie das Pergamentpapier auf ein Backblech.
6. Den restlichen Süßstoff und ½ Teelöffel Zimt mischen und gleichmäßig über die Cracker streuen. Jeden Cracker mit einer Gabel viermal in zwei Spalten einritzen. 10 bis 12 Minuten backen.
7. Die Cracker aus dem Ofen nehmen und 5 Minuten lang auf dem Backblech abkühlen lassen, dann auf ein Abkühlgitter legen und vollständig abkühlen lassen.

Nährwertangaben pro Portion:
Kalorien: 102, Kohlenhydrate: 21.12g, Protein: 3.51g, Fett: 1.04g, Ballaststoffe: 2.9g, Zucker: 6.41g, Natrium: 155mg, Cholesterin: 0mg

Knusprige Tee-Scones

Vorbereitungszeit: 15 Minuten, **Kochzeit:** 25 Minuten, **Portionen:** 1 Dutzend Scones

ZUTATEN:

- ½ Tasse ungesüßte Milch auf Pflanzenbasis
- 1 Teelöffel Apfelessig
- 1 Teelöffel reiner Vanilleextrakt
- 3 Tassen Hafermehl
- 2 Esslöffel Backpulver
- ½ Tasse trockener Süßstoff
- ½ Teelöffel Salz
- ½ Tasse ungesüßtes Apfelmus
- ⅓ Tasse Mandelbutter

RICHTLINIEN:

1. Den Backofen auf 180ºC vorheizen. Ein Backblech mit Pergamentpapier auslegen.
2. Pflanzenmilch und Apfelessig in einem Glasmessbecher verquirlen. Einige Minuten gerinnen lassen und dann die Vanille hinzugeben.
3. Hafermehl, Süßstoff, Backpulver und Salz in eine mittelgroße Schüssel sieben.
4. Das Apfelmus und die Mandelbutter in einer kleinen Schüssel mit einer Gabel verrühren. Mit der Gabel die Apfelmusmischung in die Mehlmischung einarbeiten, bis sie krümelig ist. Die Milchmischung hinzufügen und umrühren, bis der Teig gerade noch feucht ist.
5. Mit einem Eisportionierer oder einem ¼-Tassen-Messbecher die Scones auf das Backblech schaufeln. Besprühen Sie es mit etwas Wasser. 20 bis 24 Minuten backen, oder bis ein Zahnstocher in der Mitte sauber herauskommt.
6. Die Scones einige Minuten lang auf dem Backblech abkühlen lassen, bevor sie auf ein Kühlgestell gelegt werden, um vollständig abzukühlen.

Nährwertangaben pro Portion:

Kalorien: 188, Kohlenhydrate: 28.22g, Protein: 5.61g, Fett: 6.4g, Ballaststoffe: 2.5g, Zucker: 9.6g, Natrium: 108mg, Cholesterin: 1mg

Hausgemachte Erdnussbutter-Müsliriegel

Vorbereitungszeit: 15 Minuten, **Kochzeit:** 30 Minuten, **Portionen:** 8 Riegel

ZUTATEN:
- 2 Tassen ganze Haferflocken (nicht schnellkochend oder instant)
- ½ Tasse (120 ml) glatte Erdnussbutter
- ¼ Tasse (60 ml) 100% reiner Ahornsirup
- ¼ Tasse (60 ml) brauner Reissirup
- 1 Teelöffel reiner Vanilleextrakt
- ½ Teelöffel Salz
- ½ Teelöffel gemahlener Zimt

RICHTLINIEN:
1. Heizen Sie den Ofen auf 180 °C vor. Eine 8 × 8 Zoll große Backform mit einem 10 x 10 Zoll großen Pergamentpapier auslegen.
2. Ahornsirup, Erdnussbutter und brauner Reissirup in einem kleinen Topf verrühren. Die Mischung bei niedriger Hitze und unter Rühren mit einer Gabel leicht erwärmen, bis sie warm genug ist, um die Zutaten aufzulösen und glatt zu werden.
3. Vom Herd nehmen. Die Mischung ein wenig abkühlen lassen, so dass sie noch warm, aber nicht mehr heiß ist. Vanille, Salz, Haferflocken und Zimt hinzugeben und sehr gut verrühren.
4. Nun die Hände anfeuchten und die Haferflocken von oben her fest in die Form drücken und die Riegel so dicht wie möglich einpacken. 18 Minuten lang backen, bis die Seiten der Riegel leicht gebräunt sind.
5. Die Form aus dem Ofen nehmen und etwa 10 Minuten abkühlen lassen. Die Riegel aus der Form nehmen, indem die Ecken des Pergamentpapiers angehoben werden. Zum vollständigen Abkühlen auf ein Kühlgestell legen.
6. Schneiden Sie die Riegel mit einem 8-Zoll-Messer in acht Rechtecke. Drücken Sie zum Schneiden mit einer Bewegung fest nach unten. Schneiden Sie einmal in der Mitte und dann viermal in die andere Richtung.
7. Lagern Sie die Riegel in einem dicht verschlossenen Behälter bei Raumtemperatur.

Nährwertangaben pro Portion:
Kalorien: 208, Kohlenhydrate: 36,73g, Eiweiß: 8,74g, Fett: 7,78g, Ballaststoffe: 4,6g, Zucker: 15,99g, Natrium: 261mg, Cholesterin: 30mg

Kapitel 13: Getränke und Getränke

Hausgemachte Kokosnussmilch

Vorbereitungszeit: 5 Minuten, **Kochzeit:** 0, **Portionen:** 1 Quart (950 ml)

ZUTATEN:
- 10 Unzen (285 g) frisches Kokosnussfleisch (von 1 ganzen Kokosnuss, etwa 1¾ Pfund, 800 g)
- 4 Tassen (950 ml) Wasser
- ¼ Tasse (25 g) geschmacksneutrales MCT-Ölpulver (optional)
- 1½ Teelöffel Vanilleextrakt (wahlweise)

RICHTLINIEN:
1. Die Kokosnuss und das Wasser in einen Mixer oder eine Küchenmaschine geben. 1 bis 2 Minuten lang auf höchster Stufe mixen oder pulsieren, bis die Kokosnussstücke vollständig pulverisiert sind.
2. Ein feinmaschiges Sieb in eine Schüssel stellen oder ein Stück Mulltuch über eine Schüssel legen, die Milch hinzufügen und mindestens 1,4 l abtropfen lassen. Gießen Sie die Kokosnussmischung langsam durch das Sieb oder Käsetuch, so dass die Milch in die Schüssel tropft. Wenn Sie ein Sieb verwenden, drücken Sie mit einem Löffel auf das zerkleinerte Kokosnussfleisch, um die überschüssige Flüssigkeit herauszulösen. Wenn Sie ein Seihtuch verwenden, heben Sie die Seiten des Tuchs an und wringen Sie die überschüssige Flüssigkeit aus.
3. Wenn Sie die optionalen Zusätze nicht verwenden möchten, fahren Sie mit Schritt 4 fort. Wenn Sie die optionalen Zutaten verwenden, geben Sie die abgeseihte Kokosmilch zurück in den Mixer oder die Küchenmaschine, fügen Sie das MCT-Öl-Pulver und/oder die Vanille hinzu und mixen oder pulsieren Sie 10 Sekunden lang auf niedriger Stufe, bis sie eingearbeitet sind.
4. Die Milch in einen 950-ml-Behälter geben und luftdicht verschließen.
5. Im Kühlschrank bis zu 4 Tage oder im Gefrierfach bis zu 1 Monat aufbewahren.

Nährwertangaben pro Portion:
Kalorien: 46, Kalorien aus Fett: 40, Gesamtfett: 4.5g, Gesättigtes Fett: 4g, Kohlenhydrate: 1.2g, Nettokohlenhydrate: 1.2g, Protein: 0.2g, Zucker: 0.4g, Ballaststoffe: 0g, Natrium: 23mg, Cholesterin: 0mg

Gurken-Wassermelonen-Saft

Vorbereitungszeit: 5 Minuten, **Kochzeit:** 2 Minuten, **Portionen:** 4 (ergibt 5 Tassen)

ZUTATEN:
- 5 Tassen gehackte Wassermelone ohne Kerne
- 1 Tasse gehackte ungeschälte Gurke
- 10 frische Minzblätter
- Saft von ½ Limette

RICHTLINIEN:
1. Die Wassermelone und die Gurke im Mixer pürieren (wenn nötig, in mehreren Portionen) und auf höchster Stufe mixen, bis sie glatt sind.
2. Die Minze und den Limettensaft in die letzte Mischung geben.
3. Gekühlt als Getränk oder Sommersuppe servieren oder in Popsicle-Formen einfrieren, um einen leichten Genuss zu erhalten.

Nährwertangaben pro Portion:
Kalorien: 66, Eiweiß: 2g, Fett: 0,9g, Kohlenhydrate: 15g, Ballaststoffe: 1g, Zucker: 13g, Natrium: 5mg, Cholesterin: 0mg

Heiße Schokolade

Vorbereitungszeit: 5 Minuten, **Kochzeit:** 5 Minuten, **Portionen:** 4

ZUTATEN:
- 4½ (1080 ml) Tassen ungesüßte, fettarme Mandelmilch
- 5 Unzen (142 g) dunkle oder zartbittere Schokolade (70 Prozent Kakao), gehackt
- ¼ Teelöffel Zimt, gemahlen

RICHTLINIEN:
1. Milch in einem Topf bei mittlerer Hitze bis knapp unter den Siedepunkt erhitzen, die Hitze auf niedrige Stufe reduzieren und die Schokolade hinzufügen. Vorsichtig umrühren, um die Schokolade mit der Milch zu vermischen.
2. Wenn die Schokolade geschmolzen ist, den Zimt hinzugeben. Kräftig verquirlen und sofort servieren.

Nährwertangaben pro Portion:
Kalorien: 65, Fett: 4.3g, Kohlenhydrate: 4.4g, Protein: 1.4g, Cholesterin: 0mg, Natrium: 202mg, Ballaststoffe: 0.3g, Zucker: 28.7g

Kohlenhydratarmer Arnold Palmer

Vorbereitungszeit: 10 Minuten, **Kochzeit:** 0, **Portionen:** zwei 17-Unzen 500-ml

ZUTATEN:

- 4 Tassen (950 ml) gebrühter schwarzer Tee (koffeinfrei oder normal), gekühlt
- ¼ Tasse (60 ml) Zitronensaft
- 2 Teelöffel Erythrit, oder 6 Tropfen flüssiges Stevia
- ½ Teelöffel fein gemahlenes Himalayasalz

RICHTLINIEN:

1. Alle Zutaten in einen großen Krug oder eine Kanne mit einem Fassungsvermögen von mindestens 34 Unzen (1 L) geben.
2. Mit einem großen Löffel gut durchmischen.
3. Abgedeckt bis zu 5 Tage im Kühlschrank aufbewahren.

Nährwertangaben pro Portion:
Kalorien: 6, Kalorien aus Fett: 1.8, Gesamtfett: 0.2g, Gesättigtes Fett: 0.2g, Kohlenhydrate: 0.7g, Nettokohlenhydrate: 0.6g, Protein: 0.2g, Zucker: 0.6g, Ballaststoffe: 0.1g, Natrium: 376mg, Cholesterin: 0mg

Gesalzener Lassi mit Minze und Kreuzkümmel

Vorbereitungszeit: 5 Minuten, **Kochzeit:** 1 Minute, **Portionen:** 2

ZUTATEN:
- 1 Teelöffel Kreuzkümmelsamen
- ½ Tasse Minzblätter
- 1 Tasse normaler, ungesüßter Joghurt
- ½ Tasse Wasser

RICHTLINIEN:
1. Die Kreuzkümmelsamen in einer trockenen Pfanne bei mittlerer Hitze 1 bis 2 Minuten rösten, bis sie duften.
2. Die Samen in einen Mixer geben, dann Minze, Joghurt und Wasser hinzufügen und zu einem glatten Teig verarbeiten.
3. Sofort servieren.

Nährwertangaben pro Portion:
Kalorien: 114, Gesamtfett: 6g, Gesättigtes Fett: 3g, Cholesterin: 15mg, Kohlenhydrate: 5g, Ballaststoffe: 0g, Eiweiß: 10g, Phosphor: 158mg, Kalium: 179mg, Natrium: 43mg, Zucker: 5.7g

Pfirsich-Karotten-Ingwer-Wasser

Vorbereitungszeit: 10 Minuten, **Kochzeit:** 0, **Portionen:** 10

ZUTATEN:
- 2 Pfirsiche, geschält, entkernt und in Stücke geschnitten
- 1 große Karotte, geschält und gerieben
- 1-Zoll-Stück geschälter frischer Ingwer, leicht zerkleinert
- 3 frische Thymianzweige
- 10 Tassen Wasser

RICHTLINIEN:
1. Pfirsiche, Karotten, Ingwer und Thymian in einen großen Krug geben.
2. Das Wasser einrühren und vermischen.
3. Den Krug in den Kühlschrank stellen und über Nacht ziehen lassen.
4. Kalt servieren.

Nährwertangaben pro Portion:
Kalorien: 40, Gesamtfett: 0g, Gesättigtes Fett: 0g, Cholesterin: 0g, Natrium: 13g, Kohlenhydrate: 10,7g, Ballaststoffe: 1g, Phosphor: 8mg, Kalium: 69mg, Eiweiß: 0.3g, Zucker: 9.7g

Reismilch

Vorbereitungszeit: 5 Minuten, plus 8 bis 12 Stunden zum Einweichen, **Kochzeit:** 1 Minute, **Portionen:** 4

ZUTATEN:
- 1 Tasse langkörniger weißer Reis
- 4 Tassen Wasser
- ½ Teelöffel Vanilleextrakt (wahlweise)

RICHTLINIEN:
1. Den Reis in einer mittelgroßen trockenen Pfanne bei mittlerer Hitze 5 Minuten rösten, bis er leicht gebräunt ist.
2. Den Reis in ein Glas oder eine Schüssel geben und das Wasser hinzufügen. Abdecken, in den Kühlschrank stellen und über Nacht einweichen lassen.
3. Den Reis, das Wasser und die Vanille (falls verwendet) in einen Mixer geben und zu einer glatten Masse verarbeiten.
4. Die Milch in ein Glasgefäß oder eine Schüssel mit einem feinmaschigen Sieb gießen. Sofort servieren oder abdecken, im Kühlschrank aufbewahren und innerhalb von drei Tagen servieren. Vor Gebrauch schütteln.

Nährwertangaben pro Portion:
Kalorien: 112, Gesamtfett: 0g, Gesättigtes Fett: 0g, Cholesterin: 0mg, Kohlenhydrate: 24g, Ballaststoffe: 0g, Eiweiß: 0g, Phosphor: 0mg, Kalium: 55mg, Natrium: 80mg, Zucker: 0.1g

Kurkuma-Ingwer-Limonade

Vorbereitungszeit: 5 Minuten, plus Zeit zum Kühlen und Abschrecken, **Kochzeit:** 5 Minuten, **Portionen:** zwei 12-Unzen (350-ml)

ZUTATEN:

- 2½ Tassen (590 ml) Wasser
- 1 Teelöffel Ingwerpulver
- 1 Teelöffel Kurkumapulver
- ¼ Tasse (60 ml) Zitronensaft
- 2 Teelöffel Aloe vera (wahlweise)
- 2 Teelöffel Erythrit oder 2 Tropfen flüssiges Stevia (optional)
- ¼ Teelöffel fein gemahlenes Himalayasalz
- Eine Prise gemahlener schwarzer Pfeffer
- 6 frische Minzblätter
- 1 kleine Zitrone, in Spalten geschnitten

RICHTLINIEN:

1. In einem mittelgroßen Kochtopf Wasser, Ingwer und Kurkuma zum Kochen bringen. Nach dem Kochen vom Herd nehmen und Zitronensaft, Aloe vera (falls verwendet), Süßstoff (falls verwendet), Salz und Pfeffer einrühren. Mit einem Löffel umrühren und 1 Stunde lang abkühlen lassen, bis es vollständig abgekühlt ist.
2. Die Mischung in ein luftdicht verschließbares Gefäß (710 ml oder größer) geben. Die Minzblätter dazugeben, den Zitronensaft auspressen und die Spalten in die Limonade fallen lassen. Im Kühlschrank kühl stellen, bis sie kalt ist.
3. Vor dem Verzehr in zwei Gläser mit einem Volumen von 350 ml oder mehr füllen.

Nährwertangaben pro Portion:

Kalorien: 13, Gesamtfett: 0,4g, Gesättigtes Fett: 0,3g, Kohlenhydrate: 2g, Nettokohlenhydrate: 1,5g, Eiweiß: 0,4g, Zucker: 0,7g, Ballaststoffe: 0,5g, Natrium: 204mg, Cholesterin: 0mg

Wassermelonen-Minze-Kühler mit Wodka

Vorbereitungszeit: 5 Minuten, **Kochzeit:** 0, **Portionen:** vier 4-Unzen, 120-ml

ZUTATEN:

- 4½ Unzen (128 g) frische Wassermelonenwürfel, geteilt
- 12 Minzblätter, geteilt
- 8 Eiswürfel, geteilt
- 4 Unzen (120 ml, 113 g) Wodka, geteilt
- 4 Teelöffel Limettensaft, geteilt
- 1⅛ Tasse (315 ml) Wasser mit oder ohne Kohlensäure, aufgeteilt

RICHTLINIEN:

1. Vier 120-ml-Gläser (oder größer) vorbereiten. Ein Viertel der Wassermelonenwürfel auf ein Schneidebrett legen und in ¼-Zoll-Würfel (6 mm) schneiden. Geben Sie die Wassermelonenwürfel in die Gläser. Dann 3 Minzblätter, 2 Eiswürfel, 30 ml Wodka und 1 Teelöffel Limettensaft in jedes Glas geben.
2. Die restlichen Wassermelonenstücke in eine Schüssel geben und mit einer Gabel zerdrücken, bis so viel Saft wie möglich austritt. Gießen Sie den Saft in die Gläser, etwa 2 Teelöffel pro Glas. In jedes Glas Sprudelwasser füllen und genießen!

Nährwertangaben pro Portion:
Kalorien: 70, Kalorien aus Fett: 0, Gesamtfett: 0g, Gesättigtes Fett: 0g, Kohlenhydrate: 1.3g, Nettokohlenhydrate: 1.3g, Protein: 0.1g, Zucker: 0.6g, Ballaststoffe: 0g, Natrium: 2mg, Cholesterin: 0mg

CPSIA information can be obtained
at www.ICGtesting.com
Printed in the USA
BVHW011450160822
644712BV00004B/283